Navleen Kaur
Maneet Kaur

Lasers no domínio da medicina dentária

Navleen Kaur
Maneet Kaur

Lasers no domínio da medicina dentária

ScienciaScripts

Imprint
Any brand names and product names mentioned in this book are subject to trademark, brand or patent protection and are trademarks or registered trademarks of their respective holders. The use of brand names, product names, common names, trade names, product descriptions etc. even without a particular marking in this work is in no way to be construed to mean that such names may be regarded as unrestricted in respect of trademark and brand protection legislation and could thus be used by anyone.

Cover image: www.ingimage.com

This book is a translation from the original published under ISBN 978-3-659-85827-7.

Publisher:
Sciencia Scripts
is a trademark of
Dodo Books Indian Ocean Ltd. and OmniScriptum S.R.L publishing group

120 High Road, East Finchley, London, N2 9ED, United Kingdom
Str. Armeneasca 28/1, office 1, Chisinau MD-2012, Republic of Moldova, Europe
Printed at: see last page
ISBN: 978-620-8-31538-2

ÍNDICE DE CONTEÚDOS

CAPÍTULO 1

INTRODUÇÃO

A aprendizagem é um processo contínuo de aquisição de conhecimentos através de uma abordagem sistemática e da sensibilização para os últimos avanços tecnológicos no domínio da medicina dentária.[1]

O impacto da atual revolução científica e tecnológica no campo da medicina dentária reflecte-se bem na sua arena em constante elaboração e mutação. Nos últimos vinte anos, foram realizados estudos prodigiosos.

O desenvolvimento da peça de mão de alta velocidade desempenhou um papel dramático na remoção mais conservadora e eficiente da estrutura dentária para procedimentos de restauração. A ligação mecânica das restaurações à estrutura dentária através do condicionamento do esmalte e da dentina e a utilização de sistemas de ligação conduziram ao desenvolvimento de muitos materiais compósitos novos que eliminaram o conceito de "extensão para prevenção".[101]

O desenvolvimento de câmaras intra-orais, radiografia de subtração digital, microscópios operacionais, localizadores apicais electrónicos são simplesmente elaborações e aperfeiçoamentos de ideias propostas, investigadas e publicadas por cientistas dentários há gerações.

Uma das novas tecnologias que surgiram é a tecnologia laser. A palavra laser evoca na nossa mente muitos aspectos do que pode ser descrito como "vida moderna". As palavras "poderoso", "preciso" e "inovador" complementam a nossa conceção do mundo em termos de tecnologia, enquanto os pacientes associam frequentemente as palavras "mágico" e "rápido como um relâmpago" à utilização de lasers na prática dentária.[90]

Em apenas uma geração, os lasers saíram do reino da fantasia e passaram para a vida quotidiana. Os leitores de discos compactos a laser proporcionam música nas nossas casas. Os leitores de códigos de barras a laser aceleram a nossa passagem pela caixa do supermercado. No escritório, as impressoras e fotocopiadoras a laser tornaram-se uma norma. Nas nossas fábricas, os lasers estão a substituir as ferramentas tradicionais de corte de precisão e de medicina.

A medicina dentária também tem sido rápida na exploração de várias aplicações potenciais da energia laser na investigação dentária. Laser é um acrónimo de "Light

Amplification by Stimulated Emission of Radiation" (amplificação da luz por emissão estimulada de radiação). O comprimento de onda do feixe laser varia entre a região visível e a região infravermelha do espetro luminoso.

Os potenciais benefícios derivados dos lasers dependem em grande parte das propriedades únicas da energia laser num determinado comprimento de onda e da sua interação com os tecidos dentários. As propriedades inerentes à luz laser, como a absorção selectiva, a coagulação, a esterilização e os efeitos estimulantes nas estruturas vitais, oferecem algumas vantagens em relação às técnicas tradicionais, tornando os lasers o tratamento de eleição em determinadas situações.

Ao contrário da luz natural, que é composta por vários campos electromagnéticos que viajam de forma desorientada (incoerente), a luz do feixe laser é colimada (paralela), coerente (ondas todas na mesma fase) e monocromática (comprimento de onda único). Os lasers têm o nome do meio laser que contêm, porque é o meio que lhes confere as suas caraterísticas específicas, como o comprimento de onda e a potência. Os lasers podem ser de estado sólido (laser de rubi, laser de Nd:YAG), de gás (laser de árgon, laser de CO_2) ou de excímero (laser de crípton). Destes, os lasers de rubi, Nd:

Os lasers YAG, de árgon e de CO_2 são normalmente utilizados no domínio médico.

A radiação emitida pelos dispositivos laser não é ionizante e não produz os mesmos efeitos nocivos atribuídos aos raios X e a outras formas de radiação ionizante.

A era da tecnologia laser começou com o trabalho pioneiro de Prokhoruv, Maimen & To wens com a construção do primeiro laser a gás no ano de 1961. Na última década e meia, assistiu-se a uma atividade de investigação generalizada sobre as aplicações dentárias dos lasers.[8]

Em medicina dentária, os lasers podem ser utilizados para limpar cavidades e canais radiculares, efetuar incisões durante cirurgias às gengivas, selar fissuras no esmalte, diagnosticar cavidades ocultas, tratar dentes hipersensíveis e endurecer materiais compósitos. Atualmente, não é possível utilizar um único dispositivo laser para todas as aplicações. O tipo de laser tem de ser adaptado à aplicação específica. Apesar do potencial de utilização da tecnologia laser em muitas frentes, o seu elevado custo e a disponibilidade de dispositivos e técnicas alternativas eficazes têm impedido a utilização generalizada dos lasers em medicina dentária. A Food & Drug Administration dos EUA aprovou a utilização de alguns tipos de lasers para procedimentos médicos e dentários. Os lasers de CO_2 , de granada de ítrio-alumínio (Nd:YAG) e de árgon contam-se entre os tipos de laser aprovados mais utilizados nos tratamentos dentários.

A maioria das aplicações médicas lida com tecidos moles e, atualmente, em medicina dentária, as aplicações em tecidos moles são o foco principal da atividade clínica. Por outro lado, muitas das potenciais utilizações dos lasers em medicina dentária centram-se em aplicações em tecidos duros, tais como

como remoção de cáries, preparação de cavidades e procedimentos endodônticos.

CAPÍTULO 2

LASERFÍSICA

Nunca é demais sublinhar a importância de compreender os lasers, o seu funcionamento e as diferenças entre eles. Existe uma grande confusão no mercado atual e é importante que o médico compreenda estas diferenças para poder tomar uma decisão informada ao escolher um laser para a sua clínica. Segundo Powell, da Universidade de Utah, "Um laser não é um laser", o que significa que os lasers não são todos iguais. Um laser de CO_2 , por exemplo, tem propriedades diferentes de um laser de Nd:YAG, que é diferente de um laser de árgon.

Todos os lasers têm o seu próprio lugar no espetro eletromagnético, o que ajuda a diferenciá-los. O CO_2 e o Nd:YAG encontram-se na região infravermelha do espetro e são, portanto, feixes laser invisíveis. O árgon, no espetro visível, é um laser que pode ser visto a olho nu. Não há alteração da estrutura atómica das células do tecido e, por conseguinte, não há possibilidade de mutações genéticas. O mesmo não acontece com outras formas de energia, como a luz ultravioleta e os raios X.

Se analisarmos o funcionamento dos lasers e dos seus componentes, verificamos o seguinte:

Componentes de um laser típico:

Os componentes de um laser típico são:

1. Meio ativo

Um material, natural ou artificial, que, quando estimulado, emite luz laser. Este material pode ser um sólido, um líquido ou um gás. O primeiro laser "dentário" utilizava um cristal de granada de ítrio-alumínio dopado com neodímio.

(Nd:YAG) como meio ativo; o "YAG" é um cristal complexo com a composição química Y3A15O12. Durante o crescimento do cristal, 1% de iões de neodímio (Nd3+) são dopados no cristal de YAG.

Outros lasers importantes em medicina dentária utilizam terras raras e outros iões metálicos dentro de uma rede cristalina YAG "dopada", por exemplo, érbio (Er:YAG) e hólmio (Ho:YAG), juntamente com outra granada dopada com érbio e crómio de ítrio, escândio e gálio (Er,Cr:YSGG).

O meio ativo é posicionado dentro da cavidade do laser, um tubo polido internamente, com espelhos posicionados co-axialmente em cada extremidade e rodeado pela entrada de energia externa, ou mecanismo de bombagem.

O "meio ativo", por exemplo CO2, Nd:YAG, define o tipo de laser e o comprimento de onda de emissão do laser (10.600 nm e 1.064nm, respetivamente). Os átomos do meio ativo são absorvidos pelo processo de emissão de luz.

2. Mecanismo de bombagem

Trata-se de uma fonte de energia primária criada pelo homem que excita o meio ativo. Trata-se normalmente de uma fonte de luz, uma lanterna ou uma luz de arco, mas pode ser uma unidade de laser de díodos ou uma bobina electromagnética. A energia desta fonte primária é absorvida pelo meio ativo, resultando na produção de luz laser. Este processo é muito ineficiente, com apenas cerca de 3-10% da energia incidente a resultar em luz laser, sendo o restante convertido em energia térmica.

3. Ressonador ótico

A luz laser produzida pelo meio ativo estimulado é rebatida para trás e para a frente através do eixo da cavidade laser, utilizando dois espelhos colocados em cada extremidade, amplificando assim a potência. O espelho distal é totalmente refletor e o espelho proximal é parcialmente transmissivo, de modo a que, com uma determinada densidade de energia, a luz laser escape para ser transmitida ao tecido alvo.

4. Sistema de entrega

Dependendo do comprimento de onda emitido, o sistema de entrega pode ser uma fibra ótica de quartzo, uma guia de onda oca flexível, um braço articulado (com espelhos incorporados) ou uma peça de mão que contenha a unidade laser (atualmente apenas para lasers de baixa potência).

O comprimento de onda é pouco absorvido pela água (grupos hidroxilo), presente na fibra de quartzo. Por conseguinte, os comprimentos de onda mais curtos, como o árgon, os díodos e o Nd:YAG, podem ser fornecidos através da fibra, ao passo que os comprimentos de onda mais longos (Er,Cr:YSGG, Er:YAG e dióxido de carbono) dão origem a graves perdas de potência através da fibra de quartzo, pelo que exigem sistemas de fornecimento alternativos.

Exemplos de tais alternativas são os braços articulados que incorporam espelhos e prismas internos e as guias de onda ocas, em que a luz é reflectida ao longo de tubos polidos internamente. Para ultrapassar este problema, estão a ser desenvolvidos novos compostos de fibras sem água, como o fluoreto de zircónio.

5. ***Sistema de arrefecimento***

A produção de calor é um subproduto da propagação da luz laser. Aumenta com a potência de saída do laser e, por conseguinte, com lasers de corte de tecidos pesados, o sistema de arrefecimento representa o componente mais volumoso. Os sistemas de arrefecimento coaxial podem ser assistidos por ar ou água.

6. ***Painel de controlo***

Isto permite uma variação da potência de saída com o tempo, acima da definida pela frequência do mecanismo de bombagem. Outras instalações podem permitir a alteração do comprimento de onda (instrumentos multi-laser) e a impressão da energia laser fornecida durante a utilização clínica.[90]

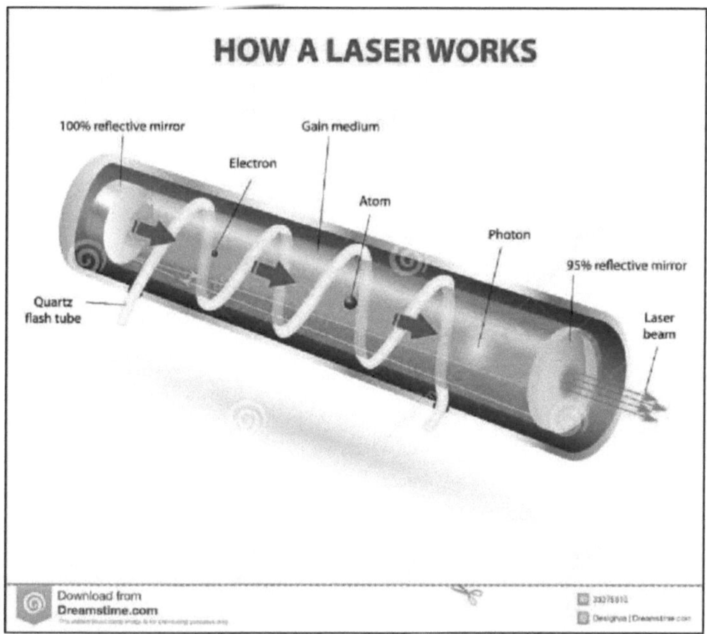

Propriedades da luz laser

1) A luz laser é coerente, o que significa que todos os fotões de luz estão em coerência espacial e temporal.
2) Além disso, existe a monocromacia, ou seja, um comprimento de onda ou uma posição específica no espetro eletromagnético
3) Colimação, o que significa que não há divergência do feixe. Se apontarmos um laser através de um prisma, o feixe de laser passa pelo canto e sai inalterado como feixe de

laser. Se apontarmos uma luz branca normal para o prisma, ela espalha-se no gradiente de difração das cores.

O feixe de laser excitante pode ser focado através de uma lente para obter um feixe convergente, que aumenta de intensidade para formar um ponto focal ou ponto quente, a parte mais intensa do feixe. Após o ponto focal, o feixe diverge e a potência diminui.

CAPÍTULO 3

SISTEMAS DE ENTREGA DE LASER

O feixe de luz laser, coerente e colimado, deve ser aplicado ao tecido alvo de uma forma ergonómica e precisa. Existem dois sistemas de entrega utilizados nos lasers dentários norte-americanos disponíveis. Um é um tubo ou guia de ondas oco flexível com um acabamento interior espelhado. A energia laser é reflectida ao longo deste tubo e sai através de uma peça de mão na extremidade cirúrgica, com o feixe a atingir o tecido sem contacto. Uma ponta acessória de safira ou metal oco pode ser ligada à extremidade do guia de ondas para contacto com o local da cirurgia.

O segundo sistema de entrega é um cabo de fibra ótica de vidro. Este cabo pode ser mais flexível do que o guia de ondas, tem uma diminuição correspondente no peso e na resistência ao movimento, e é normalmente mais pequeno em diâmetro (alguns lasers para tecidos moles têm fibras ópticas com tamanhos que variam entre 200 e 600 pm). Embora o componente de vidro esteja envolto numa bainha resiliente, pode ser frágil e não pode ser dobrado num ângulo agudo. Os lasers dentários podem ser utilizados em contacto ou fora de contacto. Clinicamente, um laser utilizado em contacto pode proporcionar um acesso fácil a áreas de tecido que, de outra forma, seriam difíceis de alcançar. Por exemplo, uma ponta de fibra pode ser utilizada à volta do revestimento de uma bolsa periodontal para remover pequenas quantidades de tecido de granulação. Quando utilizado fora de contacto, o feixe é direcionado para alguns milímetros de distância do alvo. Esta modalidade é útil para seguir vários contornos de tecido, mas a perda da sensação tátil exige que o cirurgião preste muita atenção à interação do tecido com a energia do laser. Todos os lasers dentários invisíveis estão equipados com um feixe de mira separado, que pode ser laser ou luz convencional. O feixe de mira é emitido coaxialmente ao longo da fibra ou guia de ondas e mostra ao operador o ponto onde a energia do laser será focada.

Em qualquer uma das modalidades, as lentes no interior do instrumento laser focam o feixe. Com o guia de ondas oco, existe um ponto com um diâmetro específico onde o feixe está bem focado e onde a energia é maior. Esse ponto, denominado ponto focal, deve ser utilizado para cirurgia incisional e excisional.

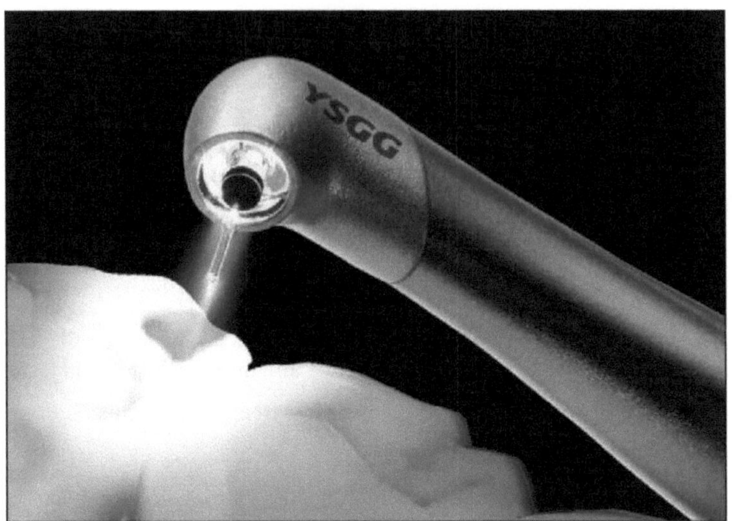

Sistema de emissão laser YSGG

MODOS DE EMISSÃO LASER

O dispositivo de laser dentário pode emitir a energia luminosa em duas modalidades em função do tempo, *ligado de forma constante ou ligado e desligado de forma pulsada.* Os lasers pulsados podem ainda ser divididos em dois modos distintos em que a energia é fornecida ao tecido alvo. Assim, são descritos três modos de emissão diferentes.

O primeiro é o de onda contínua, o que significa que o feixe é emitido com um único nível de potência enquanto o operador carregar no pedal. O segundo é designado por modo de impulso fechado, o que significa que há alternâncias periódicas da energia do laser, tal como uma luz intermitente. Este modo é conseguido através da abertura e fecho de um obturador mecânico em frente do trajeto do feixe de uma emissão de onda contínua. Todos os dispositivos cirúrgicos que funcionam em onda contínua têm esta caraterística de pulsação fechada. Uma variação deste tipo de pulsação é o modo superpulsado, que reduz significativamente a largura do impulso para menos de 50 milissegundos. São produzidas potências de pico cerca de 10 vezes superiores às das medições de potência de onda contínua, e a carbonização do tecido pode ser reduzida.

O terceiro modo é designado por modo pulsado de funcionamento livre, por vezes designado por "pulsado verdadeiro". Esta emissão é única na medida em que são emitidos grandes picos de energia de luz laser durante um curto período de tempo, normalmente em microssegundos, seguido de um período de tempo relativamente longo em que o laser está desligado. Por exemplo, um laser pulsado de funcionamento livre com uma duração de impulso de 100 microssegundos com impulsos emitidos a 10 por segundo significa que a energia no local da cirurgia está presente durante 1/1000 de segundo e ausente durante os restantes 99,9% desse segundo. Os dispositivos pulsados de funcionamento livre têm uma lâmpada de flash que bombeia rapidamente o meio ativo. O tempo desta emissão é controlado por computador e não mecanicamente, como num dispositivo de impulsos fechados. Com cada impulso, são geradas potências de pico elevadas de centenas ou milhares de watts. No entanto, como a duração do impulso é curta, a potência média que o tecido experimenta é pequena.

Estão disponíveis instrumentos laser médicos e científicos cujas durações de impulso se situam na gama dos nanossegundos (um bilionésimo de segundo) e dos picossegundos (um trilionésimo de segundo) e mais pequenas. Estes podem gerar potências de pico enormes, mas as energias de impulso calculadas são pequenas, permitindo uma maior precisão cirúrgica. Alguns instrumentos semelhantes podem ser controlados para emitir um único impulso.

O princípio importante de qualquer modo de emissão de laser é que a energia da luz atinge o tecido durante um determinado período de tempo, produzindo uma interação térmica. Se o laser estiver num modo pulsado, o tecido visado tem tempo para arrefecer antes de ser emitido o impulso seguinte de energia laser. No modo de onda contínua, o operador tem de interromper manualmente a emissão do laser para que possa ocorrer o relaxamento térmico do tecido.

Os tecidos moles finos ou frágeis, por exemplo, devem ser tratados num modo pulsado, para que a quantidade e a taxa de remoção de tecido sejam mais lentas, mas a possibilidade de danos térmicos irreversíveis no tecido alvo e no tecido não alvo adjacente seja mínima. Intervalos mais longos entre os impulsos também podem ajudar a evitar a transferência de calor para o tecido circundante. Além disso, um fluxo de ar suave ou uma corrente de ar proveniente da sucção de grande volume ajuda a manter a área mais fresca. Da mesma forma, quando se utilizam lasers para tecidos duros, um jato de água ajuda a evitar a microfractura das estruturas cristalinas e reduz a possibilidade de carbonização. Por outro lado, o tecido espesso, denso e fibroso requer mais energia para ser removido e, pela mesma razão, o esmalte dentário, com o seu conteúdo mineral mais elevado, requer mais energia de ablação do que as cáries mais macias e aquosas. Em ambos os casos, se for utilizada demasiada energia térmica, a cicatrização pode ser atrasada e pode ocorrer um aumento do desconforto pós-operatório.[74]

INTERACÇÃO LASER TISSUR

O aquecimento de tecidos com energia luminosa é um processo genérico, em que a densidade de energia e o tempo em que é aplicada determinam o tipo básico de interação tecidular que irá ocorrer. No entanto, os comprimentos de onda individuais do laser têm efeitos biológicos diferentes. Cada comprimento de onda tem as suas próprias propriedades físicas e mecanismos de absorção, resultando em caraterísticas únicas de interação com os tecidos. A energia laser e os tecidos interagem de quatro formas. A luz laser focada no tecido pode ser:[47]

> Refletido
> Absorvido
> Dispersos pelo tecido
> Transmitido para o tecido

Luz reflectida: reflecte na superfície do tecido e é direcionada para o exterior. Uma vez que a energia se dissipa tão eficazmente após a reflexão, há pouco perigo de danos noutras partes da boca. A reflexão limita a quantidade de energia que entra no tecido. **Dispersão:** ocorre quando a energia da luz ressalta da molécula dentro do tecido. É afetada pelo grau de absorção: uma absorção elevada minimiza a dispersão. A dispersão distribui a energia por um volume maior de tecido, dissipando os efeitos térmicos.

Absorção: ocorre após uma quantidade caraterística de dispersão e é responsável pelos efeitos térmicos no tecido. Pode ser considerada como a conversão da energia da luz em energia térmica. Por vezes, em densidades de potência extremamente elevadas, a energia da luz quebra ligações de forma não térmica. No entanto, a maioria dos efeitos nos tecidos em medicina dentária são induzidos termicamente.

A energia luminosa também pode viajar para além dos limites de um determinado tecido. Este fenómeno é designado por **transmissão.** A transmissão irradia o tecido circundante e deve ser quantificada. Os seus efeitos devem ser considerados antes de se poderem justificar os tratamentos laser.[47]

A absorção de energia na superfície do tecido provoca a vaporização pretendida. A energia restante é distribuída de outra forma, afectando o tecido circundante. Partovi e outros calcularam matematicamente a quantidade de energia distribuída e os investigadores descreveram os efeitos biológicos.

A distância que a energia transmite para o tecido é designada por profundidade de penetração. Matematicamente, é uma função dos coeficientes de absorção e dispersão de um comprimento de onda específico num determinado tecido. Por outras palavras, a profundidade de penetração é o nível mais profundo de tecido exposto por um determinado comprimento de onda. Este termo é muitas vezes mal compreendido pelos clínicos e representantes de vendas, aumentando a confusão sobre os lasers em medicina dentária.

A profundidade de penetração não deve ser confundida com a profundidade de coagulação ou com a profundidade de penetração térmica. A profundidade de coagulação é o nível mais profundo onde ocorrerão alterações no tecido devido à energia do laser. A profundidade de penetração refere-se à distância ■jn a que a energia do laser se estende aos tecidos subjacentes.

O comprimento de extinção, a profundidade em que 90 por cento da energia incidente é absorvida, é utilizado para comparar as profundidades de penetração do laser. Os comprimentos de extinção são estabelecidos em água. O comprimento de extinção do laser de dióxido de carbono na água é de 0,030 milímetros, enquanto o do laser Nd:YAG é de 60 mm. Isto significa que a energia do laser de CO2 percorre cerca de 0,090 mm e a energia do laser de Nd:YAG percorre 180 mm na água. Naturalmente, o tecido não é composto por 100% de água. A absorção da energia laser em qualquer tecido é a soma das absorções de cada um dos componentes do tecido. O comprimento de extinção do laser de CO_2 nos tecidos moles é efetivamente inferior a 0,030 mm e é de cerca de 1 a 3 mm para o laser de Nd:YAG.[39]

EFEITOS DO LASER NOS TECIDOS DUROS DENTÁRIOS

Efeitos térmicos

O efeito laser mais conhecido em medicina dentária é a vaporização térmica do tecido ao absorver a luz laser infravermelha. A energia do laser é convertida em energia térmica ou calor que destrói os tecidos. O feixe de laser liga-se à superfície do tecido, e esta absorção leva a um aquecimento com desnaturação entre 45°C e 60°C. Acima de 60°C pode observar-se coagulação e necrose, acompanhadas por uma dessecação do tecido. A 100°C, a água no interior do tecido vaporiza-se. A absorção da energia laser aumenta rapidamente. A carbonização e, mais tarde, a pirólise (>300°C) com vaporização do tecido volumoso terminam a interação térmica entre o laser e o tecido.[5]

Efeitos do tecido alvo em relação à temperatura

Tissue temperature (^{0}C)	Observed effect
37-50	Hyperthermia
60-70	Coagulation, protein denaturation.
70-80	Welding
100-150	Vaporization, ablation
>200	Carbonization

Efeitos mecânicos

A luz laser de alta energia e de pulsação curta pode levar a um aquecimento rápido dos tecidos dentários numa área muito pequena. Pode observar-se a formação de plasma. A energia dissipa-se de forma explosiva numa expansão de volume que pode ser acompanhada por ondas de choque rápidas. Estas ondas de choque mecânicas podem conduzir a pressões muito elevadas, de modo a que os tecidos adjacentes sejam destruídos ou danificados. A formação de ondas de choque mecânicas também pode ser observada em efeitos não lineares. Devido ao curto tempo de interação e à elevada densidade de energia num foco, o comportamento do tecido irradiado muda para propriedades não lineares, induzindo uma rutura ótica no tecido ou acima dele. Para evitar microfissuras nos tecidos dentários, a densidade máxima de energia laser de todos os sistemas de densidade de energia laser pulsada deve ser mantida abaixo de um determinado limiar.[51]

Mechanical effects	Interaction
Photoablation Mechanical shock waves Photodisruption Optical breakdown Mechanical shock waves	Fast thermal explosion Nonlinear tissue behaviour

CAPÍTULO 4

TIPOS DE LASER

Wright e Fischer agruparam vários tipos de lasers em função do seu conteúdo de meios activos.

	Type of Laser	**Wavelength**
1.	Carbon dioxide (gas)	10,600 nm
2.	Argon laser (gas)	488-514 nm
3.	Nd: YAG (solid)	1064, 1350 nm
4.	Potassium Titanyl-Phosphate (KTP) (solid)	532 nm
5.	Helium Neon (He-Ne) (gas)	633 nm
6.	Ruby laser (solid)	94 nm
7.	Excimer laser	
	Argon fluoride	193 nm
	Krypton fluoride	248 nm
	Krypton chloride	222 nm
	Xenon chloride	308 nm
	Xenon fluoride	351 nm
8.	Holmium - YAG laser (solid)	2100 nm
9.	Erbium - YAG laser (solid)	2960 nm
10.	Krypton - laser (solid)	476, 521, 468 647 nm
11.	Dye laser (liquid) Fluorescent organic dyes	
12.	Gold vapour (gas)	628 nm

A principal caraterística diferenciadora do laser é o comprimento de onda, que depende do meio laser.

1. Dependendo dos comprimentos de onda, os lasers podem ser classificados em 3 grupos:

    1. O laser UV (espetro ultravioleta, aprox. 140-400 nm)

2. O laser Vis (espetro visível, aprox. 400-700 nm)

3. O laser (espetro infravermelho, aprox. 700 nm até ao espetro de micro-ondas)

2. Dependendo dos níveis de energia, existem duas classes gerais de lasers para aplicações médicas e dentárias. São elas
   a. Lasers suaves - São de baixa energia
   b. Lasers duros - de alta energia
3. Com base na operação
   1. Lasers de onda contínua
   2. Laser pulsado
      a. fechado
      b. corrida livre

Estes termos estão geralmente a cair em desuso, sendo provavelmente agora designados por lasers de alta potência e de baixa potência. Foram também sugeridos os termos destrutivo e construtivo. Em termos de medicina dentária, um laser de alta potência é provavelmente um laser capaz de produzir 3W ou mais e um laser de baixa potência até cerca de 1000 mW.

Os lasers "suaves" são referidos como lasers frios ou térmicos e são emitidos em comprimentos de onda que se acredita estimularem a circulação e a atividade celular. A título experimental, estes lasers têm sido utilizados para promover a cicatrização e reduzir a inflamação, o edema e a dor. As alegações clínicas de eficácia nestas áreas e noutras relacionadas continuam, no entanto, a ser controversas.

A utilização de lasers de baixa potência criou uma área de interesse separada, que se tornou recentemente conhecida como Terapia Laser de Baixa Intensidade (LILT).

"O laser duro ou quente ou térmico é utilizado exclusivamente em procedimentos cirúrgicos para cortar, coagular e vaporizar. Os lasers "duros" produzem efeitos observáveis imediatos nos tecidos irradiados, ao passo que os lasers "suaves" parecem não causar alterações visíveis durante o tempo de laserização.

Lasers suaves:

Os lasers suaves ou de baixo nível fornecem comprimentos de onda térmicos frios de baixa energia com um pequeno aumento de temperatura inferior a 0,1°C. São essencialmente utilizados como sistemas de ajuda à regeneração dos tecidos. Vários efeitos como anti-inflamatório, vascular, relaxamento muscular, analgesia e cicatrização de tecidos também lhes foram atribuídos.

Clinicamente, os lasers de baixo nível têm sido utilizados para promover o aquecimento, reduzir a inflamação, o edema e a dor, localizados, osteíte, úlceras aftosas, herpes, gengivite de hipersensibilidade dentinária, perturbações da ATM e, mais recentemente, para procedimentos de diagnóstico.

Os lasers mais utilizados na terapêutica com baixos níveis de laser são os lasers de hélio, néon (He, Ne), arsenieto de gálio (Ga-As) e arsenieto de gálio e alumínio.

Mester et al. referiram pela primeira vez a utilização de laser de baixa potência para acelerar a cicatrização Lasers cirúrgicos (duros): O laser de CO2, o laser de Nd:YAG e o laser de Ar são os tipos comuns de lasers rígidos utilizados também em cirurgias médicas. O laser de árgon é muito utilizado em oftalmologia, uma vez que é absorvido por tecidos de cor vermelha. Tem, no entanto, pouca aplicação em medicina dentária, embora tenha sido referido como sendo utilizado para luminescência, mostrando cáries incipientes como manchas escuras.

COMPRIMENTOS DE ONDA UTILIZADOS EM MEDICINA DENTÁRIA

São utilizados vários comprimentos de onda de laser em medicina dentária

COg. Os lasers CO_2 funcionam com um comprimento de onda de 10,6pm. Podem ser operados numa forma de onda fechada ou numa forma de onda contínua.

O CO_2 pode ser utilizado para uma série de aplicações em tecidos moles, incluindo as seguintes:

Incisão e ablação de tecidos moles;

Calha gengival;

Contorno estético da gengiva;

Tratamento das úlceras orais;

Frenectomia e gengivectomia;

Desepitelização do tecido gengival durante os procedimentos de regeneração periodontal.

O laser CO_2 oferece uma série de vantagens para essas aplicações. Proporciona uma excelente hemóstase, oferecendo ao dentista um campo operatório claro e permitindo um feedback visual instantâneo. Além disso, o laser CO_2 remove o tecido de forma eficiente e rápida e causa uma preocupação insignificante relativamente a danos no tecido subsuperficial, uma vez que o efeito é apenas na superfície. A dor pós-operatória é geralmente mínima ou nula.

Como qualquer equipamento, o laser de CO_2 também tem algumas desvantagens. Por exemplo, a cicatrização da ferida pode ser atrasada durante alguns dias. Além disso, existe uma falta de feedback tátil, porque apenas a luz do laser (e não a ponta da fibra) incide no tecido. No entanto, o feedback para o médico é visual e, normalmente, excelente, devido ao campo seco de funcionamento.

Os dentistas devem ter em atenção que o tecido tratado com CO_2 terá um aspeto preto/castanho, que é causado por um resíduo de carbono que será facilmente eliminado nos primeiros dias após o procedimento. A área exposta pode sofrer alterações de cor durante 10 a 14 dias, acabando por resultar em gengivas de aspeto natural e saudável.

Nd:YAG. O laser Nd:YAG funciona com um comprimento de onda de 1,064 pm numa forma de onda pulsada de alta intensidade. Tal como o laser CO_2 , o laser Nd:YAG pode ser utilizado para efetuar uma série de aplicações em tecidos moles, incluindo as seguintes:

Calha gengival;

Contorno estético da gengiva;

Tratamento das úlceras orais;

Frenectomia e gengivectomia:

Além disso, o laser Nd:YAG pode ser utilizado para remover cáries incipientes do esmalte, embora não tão eficazmente como o laser de érbio: YAG, ou Er:YAG, ou erbium, chromium: yttrium-selenium-gallium -garnet, ou Er,Cr:YSGG, lasers

O laser Nd:YAG também oferece uma boa hemostase durante os procedimentos em tecidos moles, o que facilita um campo operatório livre. Além disso, o laser Nd:YAG oferece um sistema flexível de entrega de fibras, evitando a necessidade de incómodos sistemas de entrega com braço articulado.

O laser Nd:YAG tem, no entanto, uma série de desvantagens. Tem a maior profundidade de penetração de todos os sistemas laser cirúrgicos dentários disponíveis, o que significa que os tecidos abaixo da superfície são expostos à energia laser. Este facto é motivo de preocupação devido ao risco de danos colaterais indesejados, especialmente no osso subjacente ou na polpa dentária, bem como à morbilidade pós-operatória associada.

A exposição direta da polpa à luz do laser Nd:YAG pode ocorrer quando este comprimento de onda de energia é direcionado para a coroa ou para a raiz do dente. Podem ocorrer danos pulpares (tais como desnaturação e rutura do tecido vascular e neuronal) provocados por este laser e estão associados a uma diminuição da função pulpar (ou seja, da sensibilidade).

Er:YAG. O laser Er:YAG funciona com um comprimento de onda de 2,94 pm e numa forma de onda pulsada. A FDA autorizou a sua utilização em cemento e osso, e tem uma variedade de aplicações em tecidos duros, incluindo as seguintes:

- Remoção de cáries
- Preparação de cavidades tanto em esmalte como em dentina.
- Preparação dos canais radiculares.

O laser Er:YAG tem uma série de vantagens. Produz margens limpas e nítidas no esmalte e na dentina. Além disso, a segurança pulpar não é uma preocupação significativa, porque a profundidade de penetração da energia é insignificante. Um estudo sugeriu que as polpas podem responder ainda melhor aos preparos efectuados com o laser Er:YAG do que aos efectuados com a broca. Quando o laser Er:YAG é utilizado para a remoção de cáries, o doente normalmente não necessita de anestesia local. O laser é antimicrobiano quando utilizado nos canais radiculares e nas superfícies radiculares e remove as endotoxinas das superfícies radiculares. Por fim, a vibração do laser Er:YAG é menos intensa do que a da broca de alta velocidade convencional e é menos suscetível de provocar desconforto ou dor. O laser demonstrou potencial para a remoção de cálculos durante o desbridamento radicular e compara-se favoravelmente com o aplainamento radicular tradicional.

Em contrapartida, o laser Er:YAG não remove seletivamente o cálculo nas superfícies radiculares; remove o cálculo, o cemento e a dentina em conjunto.

■r,Cr:YSGG. Funciona a um comprimento de onda de 2,78 pm. com um comprimento de extinção na água de 1,0 pm (uma medida que se traduz numa profundidade de absorção de 90 por cento). A forma de onda do laser Er,Cr:YSGG é pulsada.

O laser Er,Cr:YSGG tem várias aplicações em tecidos duros:

- Gravura em esmalte.
- Remoção de cáries.
- Preparação da cavidade.

- Corte ósseo in vitro sem queima, fusão ou alteração da relação cálcio/fósforo.
- Preparação do canal radicular.

O laser Er,Cr:YSGG tem uma série de vantagens. As múltiplas utilizações do laser Er,Cr:YSGG tornam mais viável a economia da terapia laser. O laser produz uma superfície rugosa no esmalte e na dentina sem fissuras significativas. Na dentina, não fica qualquer camada de esfregaço, o que sugere bons resultados com a colagem. O laser Er,Cr:YSGG é seguro para a polpa. Ao utilizar o laser Er,Cr:YSGG, o dentista muitas vezes não precisa de administrar anestesia local para a remoção de cáries e preparação da cavidade.

As desvantagens do laser Er.CrYSGG prendem-se com os resultados do condicionamento. Com este laser, o condicionamento do esmalte produz ligações com uma vasta gama de forças, que podem não ser fiáveis. Para minimizar a fuga de resinas, os médicos poderão ter de efetuar um condicionamento ácido do esmalte após a preparação das cavidades com o laser Er,Cr:YSGG.

Árgon. O laser de árgon funciona com um comprimento de onda de 457 a 502 nanómetros, utilizando uma forma de onda pulsada ou contínua. O laser de árgon pode ser utilizado para uma variedade de aplicações, incluindo a polimerização de resinas e o branqueamento de dentes. Além disso, este laser tem uma série de aplicações em tecidos moles, incluindo o desbaste gengival, o contorno estético da gengiva, o tratamento de úlceras orais, a frenectomia e a gengivectomia. A principal vantagem do laser de árgon é que o laser funciona num comprimento de onda que é absorvido pela hemoglobina, o que proporciona uma excelente hemostase.

Hólmio: granada de ítrio-alumínio, ou Ho:YAG.

O laser Ho:YAG funciona com um comprimento de onda de 2,1 pm. e utiliza uma forma de onda pulsada. Este laser é utilizado para procedimentos de incisão e ablação de tecidos moles, incluindo os seguintes:

Calha gengival;

contorno estético da gengiva;

tratamento de úricos orais;

frenectomia e gengivectomia.

As vantagens do laser Ho:YAG centram-se no seu efeito de superfície nos tecidos. O laser Ho:YAG é menos penetrante do que o laser Nd:YAG e, por conseguinte, é mais rápido do que o Nd:YAG no corte de tecidos moles.

Embora o laser Ho:YAG seja bactericida, não deve ser utilizado para descontaminar implantes porque danifica a superfície do implante.

Orseneto de gálio (ou díodo). O laser de díodo funciona com um comprimento de onda de 904 nm e utiliza uma forma de onda contínua ou pulsada.

O laser de díodo provou ser bem sucedido na incisão e ablação de tecidos moles. Este laser pode ser utilizado para os seguintes fins:

- calha gengival;
- contorno estético da gengiva;
- tratamento das úlceras orais;
- frenectomia e gengivectomia.

É de salientar que o laser de díodo não afecta a função inflamatória dos monócitos ou das células endoteliais, nem a adesão das células endoteliais.

CHARACTERISTICS OF LASERS USED IN DENTISTRY			
Laser Type	**Wavelength**	**Waveform**	**Application**
Carbon Dioxide	10.6 micrometers	Gated (or interrupted or continuous	Soft tissue incision and ablation de-epithelialization of gingiva during periodontal regenerative procedures
Neodymium: Yttrium aluminum garnet.	1.064 µm	Pulsed	Soft tissue incision and ablation, incipient caries removal.
Erbium: Yttrium-aluminum garnet.	2.94 µm	Pulsed	Caries removal, cavity preparation in enamel and dentine; U.S. FDA clearance for use on cementum and bone; root canal preparation.
Erbium, Chromium: Yttrium –selenium-Gallium Garnet	2.78µm	Pulsed	Enamel etching, caries removal, cavity preparation, cutting bone in vitro with no burning, melting or alteration of the calcium: phosphorus ratio root canal preparation.
Argon	457 to 502 nanometers	Pulsed or continuous	Curing resins, Soft tissue incision and ablation, bleaching.
Holmium: Yttrium Aluminum -Garnet	2.1 µm	Pulsed	Soft tissue incision and ablation.
Gallium Arsenide (or Diode)	904 nm	Pulsed or continuous	Soft tissue incision and ablation.

CAPÍTULO 5

REVISÃO DA LITERATURA

Desde o desenvolvimento do laser de rubi por Maiman em 1960, tem havido um grande interesse entre os médicos dentistas, cientistas e pacientes em utilizar esta ferramenta para tornar o tratamento dentário mais agradável. As utilizações nos tecidos moles orais estão a tornar-se mais comuns nos consultórios dentários. Infelizmente, as múltiplas utilizações possíveis dos lasers em medicina dentária, para além da cirurgia dos tecidos moles e da polimerização de compósitos dentários, ainda não foram concretizadas clinicamente. Estas incluem a substituição da broca dentária por um laser, a prevenção de cáries dentárias por laser e a deteção de cáries por laser. A questão essencial é saber se um laser pode proporcionar um tratamento igual ou melhor do que os cuidados convencionais. A utilização segura dos lasers também deve ser o objetivo subjacente da terapia laser proposta ou futura.

Já **em 1960, Theodore H. Maiman** desenvolveu o primeiro "laser" ou "maser". 'Maser', tal como o termo mais familiar "laser", é um acrónimo de "Microwave Amplification by Stimulated Emission of Radiation" (amplificação de micro-ondas por emissão estimulada de radiação), que descreve o princípio básico de funcionamento de todos os lasers. O primeiro laser construído por Maiman foi um laser de rubi pulsado, que emitia luz com um comprimento de onda de 0,694 pm. Surpreendentemente, o segundo laser a ser desenvolvido foi o laser de neodímio.[51]

No início **de 1965, Leon Goldman** aplicou dois impulsos de um laser de rubi no dente do seu irmão, Bemad, que era dentista. De acordo com o seu relatório, o primeiro paciente com laser dentário não sentiu qualquer dor e apenas sofreu danos superficiais na coroa. Este foi o primeiro relato de uma exposição a laser num dente humano vital.[51]

Adrian (1971) confirmou o primeiro relatório de lesão pulpar extensa e destruição com o laser de rubi.[51]

Borgogna E et al (1983) apresentaram os seus resultados sobre a utilização da terapia com Soft-Laser em medicina dentária. Os sucessos obtidos no pequeno número de casos tratados com esta técnica em abcessos dentários, granulomas apicais, gengivite e dores faciais foram encorajadores e induziram os autores a realizar mais investigações sobre este tema.

Ricbourg B et al (1988) apresentaram um relatório preliminar sobre a utilização de um laser YAG pulsado de alta potência (60 W) em odontologia conservadora. Uma fase puramente experimental envolvendo disparos de laser em 164 dentes recém-extraídos precedeu a avaliação clínica.

A esterilização foi obtida em todos os casos. Os cortes histopatológicos mostraram que houve destruição da cárie com carbonização e fusão da camada superficial, apesar da preservação completa da polpa. O estudo clínico que se seguiu envolveu 28 dentes de leite. Em 9 casos a anestesia local não teve qualquer valor. Em todos os casos houve vaporização da dentição patológica e vitrificação da camada superficial de dentina. A vitalidade da polpa testada antes e algum tempo após o procedimento foi preservada em todos os casos.[84]

Sluzhaev I F et al (1989) estudaram o efeito de baixas intensidades de irradiação com laser He-Ne vermelho monocromático na intensidade das cáries em 588 crianças com idades compreendidas entre os 2 e os 7 anos, registadas numa unidade dentária ambulatória. Foi registada uma tendência muito acentuada para a redução da cárie em 1-2 anos de seguimento. A irradiação laser foi recomendada para a prevenção combinada de cáries.

Liesenhoff T et al (1989) investigaram a influência da radiação do excimer laser de 308 nm em dentes humanos extraídos. Dependendo da distância da área de radiação à polpa, o aumento de temperatura variou entre 3,5 graus C (6 mm) e 18,2 graus C (menos de 0,5 mm). As investigações de REM das superfícies irradiadas indicaram uma boa retenção dos materiais de preenchimento. As investigações TEM dos tecidos duros dentários irradiados demonstraram que não houve alteração estrutural da ultra-estrutura abaixo da superfície irradiada.

Pini R et al (1989) apresentaram uma técnica de diagnóstico para detetar tecidos residuais em diferentes níveis do canal radicular durante um tratamento endodôntico. O sistema de diagnóstico baseava-se na espetroscopia de fluorescência induzida por ultravioleta e utilizava fibras ópticas adequadas para a distribuição local da luz de excitação e para recolher os espectros de fluorescência. Os espectros dos tecidos do canal radicular foram obtidos a partir de dentes divididos por marcação com uma solução fluorescente. O tecido residual podia ser discriminado em relação à dentina saudável devido às suas diferentes respostas espectrais: a forma espetral da primeira resposta mostrava um pico claro a 530 nm devido a uma absorção selectiva do corante fluorescente, enquanto que para a segunda resposta, a curva espetral aumentava monotonicamente em direção a comprimentos de onda ultravioleta sem qualquer estrutura particular. Esta técnica foi testada em dentes não divididos, simulando condições operatórias. Foi concebido um sistema espetroscópico compacto que podia ser facilmente integrado num sistema de excimer laser para efetuar a deteção de tecido residual durante a limpeza dos canais com laser.[76]

Pini R et al (1989) relataram o primeiro estudo da aplicação de excimer lasers em medicina dentária para o tratamento de canais radiculares dentários. A radiação ultravioleta (UV) de alta energia emitida por um excimer laser de XeCl (308 nm) e fornecida através de fibras ópticas adequadas foi utilizada para remover tecido orgânico residual dos canais. Foram utilizadas fibras com diâmetros de núcleo decrescentes para tratar diferentes secções do canal radicular até à sua porção apical, resultando numa ação de limpeza eficaz, fácil e rápida.[76]

Hibst-Retal (1989) estudou a aplicação de radiação laser Er:YAG pulsada de 2,94 mícrons in vitro em dentes extraídos para remover esmalte, dentina e lesões cariosas. A profundidade e o diâmetro dos orifícios perfurados pelo laser foram medidos em função do número de pulsos e da exposição radiante. Concluíram que a remoção de tecido foi muito eficaz tanto para a dentina como para o esmalte.[41]

Mousques T, (1990) comparou a radiação laser com a luz solar e estudou a sua produção, descrevendo os princípios gerais do laser. Os diferentes tipos de lasers foram considerados, bem como as suas respectivas aplicações que derivam das quatro formas de interação dos tecidos: fototérmica, fotoquímica, fotofísica e fotobiológica. Foi proposto ao cirurgião-dentista um sistema de três lasers (laser de CO2, laser de hélio-néon e laser de árgon).[69]

Zakariasen K L et al (1990) centraram-se no papel emergente dos lasers na terapia endodôntica, na utilização do laser de CO2 na terapia de prevenção de cáries e no condicionamento ácido a laser e para ilustrar como o mesmo laser pode ser utilizado para outros procedimentos importantes na prática dentária, variando simplesmente os parâmetros de exposição. Discutiram que, devido à sua absorção muito favorável nos tecidos duros dentários, o laser de CO2 também será, sem dúvida, útil para muitos outros procedimentos na prática dentária.

Gertich K et al (1991) estudaram os efeitos de um feixe de laser infravermelho pulsado muito curto de mini- TEA-CO2 com um comprimento de onda de 10,6 microns na dentina. Os resultados da investigação microscópica eletrónica de luz e de varrimento indicaram a possibilidade de uma remoção precisa da estrutura dura do dente sem causar danos térmicos no tecido.

Concluíram que a remoção de material por fotoablação leva a uma superfície retentiva na dentina e a um fecho parcial dos túbulos de dentina no fundo da cavidade tratada. Não foram observados efeitos térmicos indesejáveis, como fissuras na superfície e carbonização.[34]

Parkins F M et al (1991) apresentaram os usos do laser na dentição decídua e a avaliação da anestesia a laser para pré-molares permanentes. Relataram que a dentina ficou dessensibilizada com leituras normais de testes pulpares e histologia quando os pré-molares foram expostos ao laser. A aceitação do paciente foi alta. O condicionamento do esmalte para colagem, a remoção de cáries, a limpeza do canal radicular e a exposição de dentes não irrompidos são os procedimentos mais comuns utilizados com a ajuda de lasers.

Neev J et al (1991) investigaram a aplicação do excimer laser ArF de impulsos curtos na ablação da dentina e do esmalte. Em particular, foi investigado o efeito das taxas de repetição de impulsos laser (PRR) e dos níveis de fluência na eficiência do processo de ablação e na resposta térmica média das superfícies ablacionadas. Verificou-se que a ablação da dentina é consideravelmente mais eficiente do que a ablação do esmalte e depende exponencialmente da fluência do laser. Tanto as superfícies de dentina como as de esmalte apresentaram um aumento da temperatura da superfície com a taxa de repetição. No entanto, com uma PRR mais baixa, os aumentos de temperatura foram muito pequenos. Verificou-se também que a temperatura da superfície aumenta com a fluência do laser, embora este aumento seja muito pequeno com uma PRR do laser de 5 Hz ou inferior. Verificou-se que as taxas de ablação dos tecidos eram comparáveis ou melhores do que as de outros lasers de nanossegundos e que deixavam as superfícies lisas, sem danos térmicos. O exame microscópico da superfície ablacionada não revelou a formação de fissuras, carbonização, descoloração ou qualquer outro dano térmico. As superfícies ablacionadas pareciam ser muito lisas, altamente polidas e brilhantes, como se tivessem sido sujeitas a fusão térmica. Esta observação foi de facto confirmada por microscopia eletrónica de varrimento (SEM), onde se observou evidência de fusão localizada do tecido. Além disso, um exame detalhado da superfície da dentina no MEV revelou uma dentina intertubular seletivamente ablacionada, enquanto os restantes túbulos de dentina em forma de pilar foram selados com dentina peritubular fundida. Em todos os níveis de fluência e PRR, os primeiros três a quatro impulsos que incidiram sobre uma superfície de esmalte não tratada produziram plumas invulgarmente grandes de detritos que eram diferentes em tamanho, textura e caraterísticas de emissão de fluorescência dos produtos de ablação dos impulsos subsequentes. Pensou-se que estas diferentes caraterísticas de ablação eram uma consequência da capacidade do laser ArF pulsado para remover seletivamente a matéria residual da superfície mais resistente do esmalte.

Kelsey W P (1991) concluiu que o laser de árgon tem aplicabilidade na colocação de resina composta, em procedimentos de colagem de esmalte e dentina, em terapias dentárias preventivas e em procedimentos endodônticos.[46]

Midda M (1991) constatou que o laser NdYAG promete encontrar utilizações não só na remoção de cáries e na cirurgia de tecidos moles, mas também na endodontia e na curetagem gengival.[62]

Guy Levy et al (1992) compararam a eficácia de um sistema experimental de aplicação de fibra ótica de laser Nd:YAG com métodos convencionais no que respeita à sua capacidade de limpar e modelar o espaço do canal radicular in vitro. Trinta e dois dentes foram divididos em dois grupos. No primeiro grupo, os canais foram instrumentados com lima K e completados com um feixe de laser. As avaliações por microscopia eletrónica de varrimento mostraram que a preparação com um feixe de laser é possível e resulta numa melhoria da limpeza das paredes do canal quando comparada com as técnicas convencionais.

E. L. Pashley et al (1992) avaliaram os efeitos estruturais e funcionais da energia do laser de CO2 de onda contínua na dentina humana in vitro. Foram escolhidos níveis de energia que não poderiam ablacionar a dentina mas modificar a smear layer, ou que poderiam causar a formação de crateras.[23]

Feuerstein O et al (1992) realizaram um estudo em que a superfície do esmalte humano foi irradiada com excimer laser de ArF e examinada em microscopia ótica e microscopia eletrónica de varrimento (SEM). A superfície do esmalte foi irradiada em três áreas diferentes com diferentes fluências de energia. Foi demonstrado que o excimer laser ArF provoca a ablação do tecido calcificado do esmalte duro. Foram medidas as curvas de ablação. Não foram encontradas diferenças significativas na profundidade de ataque entre as três áreas diferentes da superfície do esmalte. A morfologia das áreas irradiadas observadas no SEM foi considerada dependente da fluência de energia. Com o aumento da fluência de energia, a morfologia alterou-se, passando de uma superfície gravada para uma superfície lisa, fundida e semelhante a um esmalte, e depois, com fluências de energia muito elevadas, para uma superfície rugosa. A influência da irradiação laser foi confinada apenas à área irradiada, sem danos térmicos visíveis na área circundante. Estes resultados sugerem que o excimer laser pode ser aplicado de uma forma controlada e definida para tratamentos do esmalte dentário em medicina dentária.

Friedman S et al (1992) efectuaram um estudo para analisar as alterações pulpares dinâmicas induzidas pelo laser de CO2. As superfícies de esmalte de 4 caninos de gato foram irradiadas por um feixe de laser de CO2, emitido por uma peça de mão ou por um microslad com um diâmetro de ponto focal de 0,21 mm e 0,33 mm, respetivamente. Foram utilizadas potências de exposição de 2,6-20 W para durações de 0,05-0,2 segundos, resultando numa densidade de energia de 304-1440 J/cm2. A medição não invasiva do fluxo sanguíneo pulpar (PBF) por um fluxómetro laser Doppler foi mantida continuamente antes e depois da irradiação com laser de CO2. A irradiação com laser de CO2 resultou num aumento imediato do PBF, que diminuiu após 2-3 minutos. As polpas grandes responderam com um aumento significativamente maior do PBF do que as polpas pequenas. Estes resultados confirmaram que a irradiação da superfície dentária com laser de CO2 tem um efeito térmico na polpa, que é moderado pela capacidade de isolamento da dentina.[31]

Okamoto H (1992) demonstrou que a luz laser He-Ne tem uma ação inibidora sobre a placa dentária. O objetivo do estudo era investigar o efeito bactericida da irradiação laser He-Ne em microrganismos cariogénicos e o efeito de vários corantes necessários para instigar uma ação bactericida foi também examinado. Concluíram que o efeito bactericida sobre as bactérias cariogénicas através da irradiação com laser de He-Ne só era eficaz na presença de corantes específicos. Foi sugerido que este laser pode ser adequado para aplicações clínicas em medicina dentária preventiva.

Frentzen M et al (1992) relataram os efeitos térmicos secundários dos lasers de dióxido de carbono e de neodímio:ítrio-alumínio-gamet. Estes lasers infravermelhos de alta potência resultaram em zonas de carbonização e carbonização mesmo em tecidos moles e no osso. Em contraste, a radiação ultravioleta pulsada emitida pelos excimer lasers causou danos térmicos e desnaturativos limitados aos tecidos circundantes. Por conseguinte, o tratamento dos tecidos dentários com o processo não térmico de fotoablação com excimer lasers pode apresentar

alternativas à prática dentária tradicional. As possíveis aplicações futuras do excimer laser incluem a remoção selectiva de cáries, o condicionamento das superfícies dentárias e a limpeza das superfícies radiculares; as zonas de necrose são pequenas, pelo que não há resíduos.[30]

Adam Stabholz et al (1993) estudaram por SEM os efeitos do excimer laser XeCl nos túbulos dentinários expostos de dentes humanos extraídos. Concluíram que a aplicação do excimer laser XeCl em fluências específicas pode causar a fusão da dentina e o fecho dos túbulos dentinários expostos.

Burns T et al (1993) realizaram um estudo no qual suspensões das bactérias cariogénicas Streptococcus mutans, S.sobrinus, Lactobacillus casei e Actinomyces viscosus foram expostas à luz de um laser de hélio-neon de 7,3 mW na presença de azul de toluidina O. Foi alcançada uma taxa de morte substancial (c.l0(6)cfu) das quatro espécies com uma concentração de corante de 50 microgramas/ml e uma dose de energia luminosa de 33,6 J/cm2. Isto foi conseguido em 60s, um tempo de exposição que era clinicamente aceitável. Verificaram que a exposição à luz laser na ausência do corante não afectou significativamente a viabilidade de nenhum dos organismos. Esta abordagem pode ser útil em medicina dentária para esterilizar uma lesão cariosa antes da sua reparação.[16] **Pick R M (1993)** citou as vantagens que os lasers oferecem, desde procedimentos sem sangue até à dor pós-operatória mínima e desde a redução do tempo operatório até à elevada aceitação por parte dos pacientes, indicando que os lasers são óptimos instrumentos dentários para a atualidade e para o futuro. Como ideia futurista, o laser ideal para a medicina dentária seria capaz de funcionar bem, não só em tecidos moles, mas também em tecidos duros. Imagine um laser com vários comprimentos de onda na mesma unidade: um para incisão, outro para remoção de tecido duro e ainda outro para tornar o tecido "pegajoso" para colocação de retalhos e soldadura de tecidos. Muitas vezes, os dentistas são associados à dor, ao medo e ao ruído da broca de alta velocidade. O laser ajuda certamente a dissipar estes estereótipos e apreensões, e a trazer a medicina dentária para uma nova era.[74]

Gelskey S C et al (1993) estudaram a eficácia da terapia laser na redução da hipersensibilidade dentinária e os seus efeitos na vitalidade pulpar. Dezanove indivíduos participaram no estudo aleatório, duplamente cego, e foram acompanhados durante três meses. Dois locais foram tratados. Um recebeu tratamento com laser de hélio-néon (He:Ne) e o outro recebeu tratamento com laser de He:Ne mais Nd:YAG (He:Ne+Nd:YAG). Os seus resultados indicaram que, imediatamente após o tratamento com laser e durante os três meses seguintes, o nível de desconforto percebido pelos sujeitos diminuiu. O tratamento com He:Ne reduziu a hipersensibilidade da dentina ao ar em 63 por cento e à estimulação mecânica em

61 por cento ao longo de três meses. O tratamento com He:Ne + Nd:YAG reduziu a sensibilidade da dentina ao ar em 58 por cento e à estimulação mecânica em 61 por cento. Todos os dentes permaneceram vitais após o tratamento com laser, sem reacções adversas ou complicações. O tratamento com laser He:Ne e He:Ne + Nd:YAG pode ser utilizado para reduzir a hipersensibilidade da dentina sem efeitos pulpares prejudiciais.

Pogrel M A et al (1993) estudaram as alterações morfológicas no esmalte dentário exposto a um laser de dióxido de carbono cirúrgico de feixe contínuo de alta energia com um microscópio eletrónico de varrimento húmido. Utilizando um feixe focalizado de 1 mm, foram aplicados níveis de energia de 5, 10 e 12,5 watts à superfície externa do esmalte dos dentes durante 0,05 a 2 segundos. O exame subsequente mostrou fusão e ressolidificação da superfície do esmalte. O exame em secção transversal revelou três zonas diferentes de alteração, que eram consistentes em espessura. A camada exterior de esmalte fundido e ressolidificado tinha aproximadamente 100 microns de largura, enquanto a zona seguinte de esmalte amorfo resistente aos ácidos media apenas 12 microns de largura e a terceira zona de esmalte poroso media aproximadamente 110 microns de largura.

Rooney J et al (1994) investigaram o efeito da irradiação laser NdYAG pulsada em bactérias num modelo de laboratório, na presença e ausência de um corante preto, a tinta Suomi. As experiências foram efectuadas em pequenos tubos capilares contendo um volume medido de cultura em caldo Enterococcus faecalis. Os tratamentos foram avaliados quanto ao efeito bactericida, comparando o número de bactérias viáveis que permanecem nas amostras irradiadas e nas amostras de controlo. Em doses de energia de 54 J e superiores, sem corante preto, ocorreu uma redução de 10.000 vezes ou mais. Foi obtida uma redução semelhante em energias superiores a 25 J quando foi adicionado o corante preto. Os seus resultados indicaram os níveis de energia que deveriam ser investigados para avaliar o potencial papel do laser NdYAG na endodontia.

Walsh L J (1994) realizou um estudo clínico que examinou a segurança pulpar de aplicações selecionadas de laser de CO2 em tecidos duros. Foi efectuado um total de 187 procedimentos em tecidos duros em 54 pacientes. O período médio de acompanhamento após o tratamento com laser foi de 13,5 meses (intervalo de 2-24 meses). Os procedimentos incluíram condicionamento ácido (n = 96), dessensibilização (n = 56), fluoreto reforçado com laser (n = 28), tratamento de reabsorção externa (n = 4) e capeamento pulpar ou pulpotomia (n = 3). Apenas os dois últimos tipos de procedimentos foram efectuados com anestesia. A irradiação total recebida durante esses procedimentos variou de 2 a 12 J. Nenhum paciente se queixou de sensação ou desconforto durante qualquer procedimento. A vitalidade pulpar foi mantida em todos os dentes, e nenhum caso de sensibilidade térmica pós-lactação ou pulpite foi relatado. Esses resultados indicam que a vitalidade da polpa pode ser mantida desde que as condições de irradiância sejam controladas cuidadosamente para minimizar os efeitos térmicos.[10]

Eder A (1994), o objetivo do seu estudo era examinar o calor acumulado na cavidade pulpar durante a preparação superficial com laser, examinar a estrutura da superfície do dente na área tratada com laser e avaliar a possível duração do tratamento com base na taxa de remoção de tecido. Após a aplicação do laser, um exame de microscopia eletrónica de varrimento da superfície do dente revelou uma estrutura lisa, sem fissuras ou fendas. Os autores referem que, embora o excimer laser KrF (lambda = 248 nm) tenha provado ser aplicável em medicina dentária no que diz respeito às suas propriedades físicas, existem várias razões que desaconselham a sua aplicação na prática clínica. O tratamento, por exemplo, demoraria demasiado tempo, uma vez que o esmalte suficiente só pode ser removido com uma frequência elevada. Além disso, a questão de uma possível mutagenicidade do excimer laser com um comprimento de onda de 248 nm ainda não foi respondida de forma satisfatória.[24]

Jennett E et al (1994) centraram-se numa nova abordagem para melhorar a ablação de tecidos e confinar a interação do laser a um pequeno volume de tecido através da colocação controlada de um corante exógeno na superfície do esmalte. Foram efectuados estudos com lasers de alexandrite pulsado e de Nd:YAG pulsado, com verde de indocianina e tinta da Índia, respetivamente, utilizados como fotoabsorventes. Os estudos de medição da temperatura indicaram que a natureza pulsada do laser, combinada com o corante foto-absorvente, impediu efetivamente um aumento significativo da temperatura na polpa. Sugeriram que a ablação por laser pulsado com corante poderia ser utilizada como alternativa à peça de mão dentária em procedimentos selecionados.[44]

Zezell D M et al (1995) efectuaram um estudo para avaliar a possibilidade de utilizar um laser Ho:YLF pulsado para acesso à cirurgia endodôntica, preparação de cavidades, condicionamento do esmalte dentário e tratamento de cáries dentárias. Os resultados do seu estudo foram que o laser Ho:YLF produz superfícies de aspeto branco, em contraste com as superfícies de esmalte e dentina modificadas com Nd:YAG, que eram escurecidas. Estas são indicações de que o laser de hólmio pode ser útil para a medicina dentária no futuro.[114]

Guy Levy et al (1996) caracterizaram as ondas de pressão induzidas nos canais radiculares por laser de Nd:YAG, limas com vibração sónica ou limas com vibração ultra-sónica. Concluíram que a irradiação com laser de Nd:YAG induzia ondas de pressão, com caraterísticas diferentes das ondas induzidas por instrumentos endodônticos sónicos e ultra-sónicos de vibração livre, quando aplicados em canais radiculares cheios de água.

Puppala R et al (1996) realizaram um estudo para observar a extensão da fuga marginal em restaurações de resina composta de classe V polimerizadas por luz visível e laser de árgon, in vitro, utilizando 32 dentes anteriores decíduos e permanentes extraídos, sem cáries e sem quaisquer linhas de fratura observáveis. A fuga marginal foi observada pelos métodos do corante azul de metileno a 2% e do isótopo de fósforo (P32) e a sua eficácia foi também avaliada. Verificou-se um grau estatisticamente mais elevado de fuga marginal nas restaurações polimerizadas com laser de árgon em comparação com a luz visível pelo método do corante, ao passo que não houve significância estatística pelo método do isótopo. Independentemente do tipo de polimerização e do método de observação, os dentes decíduos apresentaram um maior grau de fuga marginal. Além disso, a margem cervical de todas as restaurações, tanto nos dentes decíduos como nos permanentes, apresentou um grau de fuga marginal mais elevado do que a margem incisal, em ambos os sistemas de polimerização e métodos utilizados. Observou-se que o método do corante era superior ao método do isótopo
[70] para avaliar a extensão da fuga marginal.

Moritz A et al (1997) tinham como objetivo examinar a adequação do laser de díodo com um comprimento de onda de 810 nm para reduzir as bactérias nos canais radiculares. Quarenta e quatro dentes extraídos e preparados endodonticamente foram inoculados com Escherichia coli e Streptococcus faecalis. Não foi observado crescimento bacteriano quando os dentes foram irradiados com uma potência de saída de 4 W e uma taxa de pulsação de 10 milissegundos, com intervalos de 10 milissegundos entre as irradiações. O tempo de exposição foi de cinco vezes 5 segundos. Os exames de espetroscopia de infravermelhos revelaram que a irradiação a 4 W com movimentos circulares regulares resultou num aumento máximo da temperatura de 6 graus C na superfície da raiz. Os testes de penetração de corantes e os exames de microscopia eletrónica de varrimento revelaram o encerramento completo dos túbulos dentinários nas paredes dos canais radiculares irradiados.[66]

Moritz A et al (1997) concluíram que o tratamento com laser de CO2 prepara de forma óptima o dente para a obturação final intra-operatória devido ao selamento dos túbulos dentinários, à consequente eliminação de nichos para bactérias e ao efeito esterilizante do laser.[67]

Gutknecht N et al (1997) determinaram o efeito bactericida de um laser de holmium:ítrio-alumínio-gamet (HozYAG) em canais radiculares in vitro. A eficiência de diferentes configurações do laser foi comparada. Os exames in vitro revelaram uma extensa redução bacteriana em dentes extraídos e preparados endodonticamente que tinham sido incubados com Streptococcus faecalis, com os resultados mais favoráveis numa configuração de 5 Hz e 2 W. Em média, 99,98% das bactérias injectadas no canal radicular puderam ser eliminadas. Considerando este efeito bactericida, a aplicação do laser Ho:YAG-Iff no tratamento do canal radicular parece ser muito eficaz.

Moritz A et al (1997) efectuaram um estudo in vivo, em que 30 indivíduos com canais radiculares infectados foram tratados com o laser de neodímio: ítrio-alumínio-gamet, ou Nd:YAG, utilizando configurações e procedimentos laser padrão. Nos exames microbiológicos realizados antes da irradiação, os autores encontraram estreptococos em 30 casos e estafilococos em 15 casos. Após a primeira irradiação, verificaram que 19 canais radiculares apresentavam um crescimento mínimo de estreptococos e 10 canais radiculares apresentavam um crescimento mínimo de estafilococos.[66]

Tarle Z et al (1998), Um grau ótimo de conversão e uma retração de polimerização mínima são geralmente objectivos antagónicos, uma vez que o aumento da conversão do monómero conduz invariavelmente a valores elevados de retração de polimerização. No entanto, ambos os parâmetros são indispensáveis para uma restauração óptima de compósito de resina. Foram utilizadas várias abordagens para reduzir o stress na interface da parede da cavidade da restauração, tais como agentes de ligação à dentina para contrariar a contração de polimerização, materiais de revestimento que absorvem o stress e luzes de polimerização de baixa intensidade para controlar a capacidade de fluxo do material durante a polimerização. No entanto, a configuração da cavidade e as fracturas coesivas do material e dos tecidos dentários circundantes continuam a ser um problema na prática clínica diária. Uma nova fonte de luz de fotopolimerização, o laser pulsado, assegura um maior grau de conversão e uma menor retração da polimerização, diferenciando esta técnica dos métodos de polimerização padrão e da polimerização com laser de árgon de onda contínua. A coerência e a monocromacia da luz laser pulsada fixada em 468 nm e a intensidade muito maior dos nanopulsos laser produzem um efeito de saturação nas profundidades do compósito, resultando assim numa maior conversão do monómero. A quantidade total de energia que ilumina a superfície da amostra, que é apenas um quinto da dos métodos convencionais, e o arrefecimento e relaxamento do material entre os nanopulsos podem ser responsáveis pela redução da contração líquida da polimerização.[104]

Rizoiu I et al (1998), Sabe-se que os sistemas laser aumentam as temperaturas pulpares quando aplicados nas superfícies dentárias. Os tecidos dentários biocalcificados podem ser cortados com um sistema hidrocinético movido a laser de érbio, crómio:ítrio-escândio-gálio-gamet. Este dispositivo é eficaz na remoção de cáries e na preparação de cavidades in vitro. Os resultados do seu estudo foram que o sistema hidrocinético movido a laser de érbio, crómio: ítrio, escândio, gálio e gameta, quando utilizado para a preparação de cavidades, não teve qualquer efeito térmico adverso aparente, conforme medido no espaço pulpar.

Moritz A et al (1998) compararam os efeitos do condicionamento ácido com a aplicação de preparações ácidas, lasers e técnica cinética de preparação de cavidades. Foram efectuados testes de resistência à tração e de cisalhamento para examinar a adesão de um material compósito a superfícies tratadas com estes métodos. A irradiação laser com determinados dispositivos e a técnica ar-abrasiva produziram resultados semelhantes aos do condicionamento ácido.[64]

Moritz A et al (1998) efectuaram um estudo in vivo para examinar os efeitos a longo prazo do tratamento combinado com laser de CO2 e fluoretação em pescoços dentários hipersensíveis. Com base nestes resultados, concluíram que o laser de CO2 pode ser recomendado como uma ferramenta ideal para a dessensibilização de pescoços dentários.[65]

Reyto R (1998) sugeriu que o recente desenvolvimento de procedimentos de branqueamento dentário assistido por laser torna mais fácil, mais rápido, não invasivo e acessível para os pacientes terem dentes mais brancos.

Khan M F et al (1998) investigaram a microinfiltração em cavidades de classe I preenchidas com amálgama, resina composta ou ionómero de vidro após preparação com laser de Er:YAG e compararam os resultados com os de um método convencional utilizando uma turbina de ar. Estes resultados sugerem que o laser Er:YAG é útil para a preparação de cavidades de classe I do ponto de vista da microinfiltração.[48]

Matos A B et al (1999) avaliaram a resistência de união à tração da resina composta à dentina tratada com laser Nd:YAG antes e depois dos procedimentos de colagem. Com base nos resultados obtidos, concluíram que o grupo 1 (sem laser) e o grupo 3 (laser após a colagem) tiveram resultados semelhantes, ambos superiores aos observados para o grupo 2 (laser antes da colagem), indicando que é necessária mais investigação sobre a formação de uma camada híbrida quando se utiliza a radiação laser.

Whitters C J (2000) examinou um novo laser de CO pulsado$_2$ relativamente à sua capacidade de ablação de tecidos dentários duros. Não foram observadas carbonizações ou fissuras superficiais nas superfícies de esmalte desgastadas. A adesão das superfícies de esmalte laceradas à resina composta não foi significativamente diferente da do grupo de controlo tratado com ácido. Para cavidades com uma espessura de dentina remanescente inferior a 1 mm, o aumento de temperatura foi inferior a 6 graus C. Concluíram que um novo laser de CO(2) pulsado apresenta um resultado prometedor para o corte de cavidades nos dentes.[110]

Hashiguchi K (2000) investigou as alterações com reação fotoquímica no esmalte através de microscopia ótica, SEM e método de difração de raios X. Os resultados das análises sugeriram que as alterações observadas no esmalte exposto ao laser eram a fase alfa e beta-tricálcio fosfato (TCP) em pequenas quantidades. Não foram observadas alterações histológicas nos limites de grão do esmalte submetido a laser em secções transversais sob microscopia ótica. O exame SEM revelou uma superfície rugosa com formação de bolhas a 800-3200 J/cm2. A MEV da superfície do esmalte gravada com HC1 0,1 N após irradiação laser a 400-800 J/cm2 mostrou a extensão ao longo do comprimento das hastes.

A 1600-3200 J/cm2, parecia haver uma fusão das estruturas do prisma, devido à conversão da energia dos fotões em energia térmica. Os seus resultados mostraram que a irradiação do esmalte dentário com excimer laser KrF pode ser um novo tipo de modalidade de tratamento e diagnóstico em medicina dentária preventiva.[40]

Hadley J et al (2000) realizaram um estudo no qual o sistema de laser de érbio, crómio:ítrio-escândio-gálio-gamet, ou Er,Cr:YSGG, utilizado em conjunto com um spray de ar-água, demonstrou ser eficaz in vitro para a preparação de cavidades. Nesse estudo, um laser Er,Cr:YSGG demonstrou ser <1Q eficaz para a preparação de cavidades e substituição de restaurações.

Sun G (2000) concluiu que o laser de árgon provou ser a fonte de energia mais valiosa para o branqueamento.[103]

Powell G L (2000), foi realizada uma investigação que utilizou lasers de árgon com potências de 250 mW +/- 50 mW durante 10 segundos por incremento, o laser de árgon proporcionou uma boa polimerização de materiais de restauração activados por luz num período de tempo mais curto com propriedades físicas iguais ou melhores em comparação com a luz de polimerização de halogéneo convencional. Quando utilizado a aproximadamente 1,5 W, é um bom instrumento cirúrgico para tecidos moles que corta com pouca ou nenhuma hemorragia e dor pós-operatória mínima. O futuro parece promissor para a utilização do laser de árgon noutras áreas, tais como a prevenção da cárie ou tratamentos pulpares para dentes primários, bem como um complemento à terapia endodôntica.

Stiesch-Scholz M (2000) avaliou o efeito do laser versus instrumentos de diamante nas margens de cavidades de Classe II e Classe V em dentes decíduos com SEM após restauração com materiais compósitos e compómeros e subsequente termociclagem. Concluíram que o tratamento com laser Er:YAG pode ser recomendado para restaurações de compósito em cavidades de Classe V em dentes decíduos. As restaurações de compómero podem ser colocadas após a preparação convencional de cavidades de Classe V e condicionamento ácido ou após a preparação a laser. A ligação à dentina em cavidades de Classe II em dentes decíduos não foi suficiente e não pode ser melhorada com o pré-tratamento com laser de Er:YAG.[100]

Matos A B et al (2000) avaliaram a resistência à tração de resinas compostas em esmalte e dentina, tratadas com laser Nd:YAG antes e depois dos procedimentos de colagem. A resistência de união à tração dos compósitos alcançada com sistemas adesivos autocondicionantes foi maior na dentina do que no esmalte. O melhor momento para aplicação do laser de Nd:YAG é após o uso do sistema adesivo. Os sistemas adesivos autocondicionantes testados neste estudo podem ser utilizados em conjunto com o laser de Nd:YAG sem comprometer a adesão à dentina.[58]

Lizarelli R F et al (2000) investigaram e compararam as principais caraterísticas morfológicas do tecido do esmalte humano sob ablação com laser Nd:YAG de nanossegundos e picossegundos. Os seus resultados mostraram uma correlação importante entre a morfologia da superfície e a largura de pulso dos lasers, sugerindo vantagens para a utilização de pulsos laser ultracurtos em medicina dentária.[54]

Corona et al (2001) compararam a microinfiltração de restaurações de resina composta de Classe V colocadas em cavidades preparadas com uma broca dentária de alta velocidade, abrasão a ar ou laser Er:YAG. Foram selecionados vinte terceiros molares humanos extraídos e distribuídos aleatoriamente por quatro grupos iguais (n=10): Grupo I, as cavidades foram cortadas com broca dentária de alta velocidade; Grupo II, foi utilizada a abrasão a ar com óxido de alumínio para a preparação da cavidade, e nos Grupos III e IV, as cavidades foram preparadas com laser Er:YAG. Após a preparação da cavidade, os Grupos I e II foram submetidos a um condicionamento ácido, o Grupo III foi tratado apenas com laser de Er:YAG e o Grupo IV foi condicionado por laser de Er:YAG seguido de condicionamento ácido. As cavidades foram restauradas (Single Bond + Z-100) e os dentes armazenados durante sete dias em água destilada. Em seguida, as restaurações foram polidas e os espécimes termociclados, imersos em solução de Rodamina a 0,2%, seccionados e analisados quanto à presença de infiltração nas interfaces oclusal (esmalte) e cervical (dentina/cemento), utilizando um microscópio ótico conectado a uma câmara de vídeo. Ao analisar os resultados, observou-se diferença estatisticamente significante ($p<0,01$) entre as regiões oclusal e cervical para todos os grupos, sendo que, em geral, houve melhor selamento marginal nas margens de esmalte. O maior grau de infiltração foi observado nas cavidades preparadas e tratadas exclusivamente com Er:YAG (Grupo III). Os demais grupos experimentais apresentaram semelhanças estatísticas na quantidade de infiltração marginal nas margens do esmalte. No entanto, nas margens cervicais, houve uma diferença significativa ($p<0,05$) entre o Grupo I e os restantes grupos. Nenhuma das técnicas eliminou completamente a microinfiltração marginal nas margens da dentina/cemento.[19]

Kimura Y et al (2001) avaliaram o grau de fuga apical in vitro após a preparação do canal radicular utilizando irradiação laser Er:YAG seguida de obturação. Vinte e quatro dentes com uma única raiz foram divididos em 2 grupos de 12. Um grupo serviu de controlo e estes canais radiculares foram preparados convencionalmente até uma lima #50K. O outro grupo foi preparado por irradiação com laser Er:YAG com parâmetros de 2 Hz e 170 a 230 mJ/pulso. Após a obturação, os dentes foram imersos em um frasco de vácuo contendo 0,6% de rodamina por 48 horas, seccionados longitudinalmente e observados por estereoscopia e microscopia eletrônica de varredura. O grau de fuga apical a partir de um batente apical foi medido e foi efectuada uma análise estatística. O grau de fuga apical dos dentes preparados com laser não foi significativamente menor do que o dos dentes de controlo ($p > 0,01$). Os resultados morfológicos mostraram que o contacto entre as paredes do canal radicular e os materiais obturados era hermético em ambos os grupos, mas as paredes do canal preparadas com laser eram rugosas e irregulares. Os seus resultados mostraram que a preparação do canal radicular com laser não afecta a fuga apical após a obturação, em comparação com a fuga nos canais preparados utilizando o método convencional.[50]

Matthias Folwaczny et al (2002) efectuaram um estudo in vitro com o objetivo de determinar a redução bacteriana nos canais radiculares utilizando a irradiação com laser Nd:YAG pulsado sem um corante fotossensibilizador. Além disso, a alteração da temperatura nos canais radiculares foi determinada durante a irradiação laser. A radiação laser Nd:YAG tem efeitos antimicrobianos nos canais radiculares, mesmo na ausência de corantes fotossensibilizadores, mas também provoca um aumento considerável da temperatura.[59]

Raffaele Piccolomini et al. (2002) avaliaram a eficácia do laser de Nd:YAG de sódio bombeado na esterilização de canais radiculares contaminados. Após a instrumentação manual, 30 dentes foram inoculados com *Actinomyces naeslundii* CH-12 e 30 dentes com *Pseudomonas aeruginosa* ATCC 27853 e incubados durante 24 horas. Os dentes foram divididos em 3 subgrupos: o subgrupo A não recebeu qualquer tratamento; o subgrupo B foi irradiado com laser (5Hz durante 15s ou 10Hz durante 15s); e o subgrupo C foi irrigado com NaOCl a 5,25%. Os resultados mostraram um efeito antibacteriano do laser de Diodo Bombeado - Nd:YAG, dependendo da frequência de radiação. No entanto, o OA 5,25%NaOCl foi mais eficaz do que qualquer uma das aplicações do laser.

Manoel D. Sousa-Neto et al (2002) avaliaram o efeito do laser Er:YAG na adesão à dentina humana dos cimentos Grossman, Endomethasone, N-Rickert e Sealer 26. O Sealer 26 apresentou a melhor adesão com e sem aplicação de laser. Os cimentos Grossman e N-Rickert tiveram valores intermédios, e o Endomethasone teve a pior adesão. A aplicação do laser Er:YAG não alterou a adesão dos selantes Grossman, N-Rickert ou Endomethasone. No entanto, a aplicação do laser aumentou a adesão do cimento 26. O cimento de resina epóxica para canal radicular (cimento 26) aderiu melhor à dentina preparada com e sem laser Er:YAG do que os cimentos à base de óxido de zinco/eugenol (Endomethasone, N-Rickert, & Grossman).[56]

Schoop U et al (2002) efectuaram um estudo e as suas investigações indicam que o laser Er: YAG é um instrumento adequado para a eliminação de bactérias nos canais radiculares em condições m vitro.

Featherstone J D B (2002) demonstrou que o tratamento com laser de CO2 especificamente escolhido para o esmalte dentário pode inibir acentuadamente a progressão subsequente de cáries, em comparação com os controlos num modelo de laboratório. A inibição óptima da cárie no esmalte parece ser conseguida através de pré-tratamentos que produzem temperaturas de superfície na ordem dos 800-1200 graus C. Para aplicação clínica, o aquecimento da superfície do esmalte não deve levar a aumentos consequentes da temperatura da câmara pulpar de > 4 graus C. Para satisfazer estas condições, é necessário um laser pulsado com um coeficiente de absorção suficientemente elevado (comprimento de onda = 9,3 ou 9,6 microns), uma duração de impulso de 5-100 microssegundos, 10-25 impulsos por ponto, uma taxa de repetição de 10-30 impulsos por segundo e uma fluência baixa mas eficaz (aproximadamente l-5m2/pulso). Um estudo intra-oral humano confirmou a inibição da progressão da cárie na boca humana. O potencial clínico é bom para tratamentos preventivos de cáries através de condições específicas do laser de dióxido de carbono.

Armengol V et al (2002) compararam a microinfiltração nas interfaces esmalte/compósito e dentina/compósito após a preparação com laser Er:YAG, laser Nd:YAP ou ácido-etch. As cavidades de classe V produzidas nas superfícies lingual e vestibular de 20 dentes humanos extraídos sem restaurações e cariados foram distribuídas aleatoriamente por quatro grupos de 10 cavidades. Os dentes foram tratados com ácido fosfórico a 37% e primário (grupo 1), irradiados com um laser Er:YAG (grupo 2) ou um laser Nd:YAP (grupo 3), ou serviram de controlo (grupo 4). Os espécimes foram restaurados com Scotchbond Multipurpose/ZlOO (3M), armazenados em solução fisiológica a 37 graus C durante 7 dias, termociclados 500 vezes entre 5 graus C e 55 graus C, colocados numa solução de 0,5% de fucsina básica durante 48 h, embebidos em resina e seccionados. A microinfiltração foi avaliada de acordo com a profundidade de penetração do corante ao longo do compósito de restauração. Os seus resultados mostraram que a irradiação com os lasers Er:YAG e Nd:YAP não produziu um bom selamento. A microinfiltração média foi maior do que com o condicionamento ácido e estatisticamente comparável à das cavidades de controlo (teste de Kruskal-Wallis).

Reich E (2002), Muitos lasers estão atualmente disponíveis para aplicação clínica em medicina dentária. Para a remoção de cáries em esmalte ou dentina, apenas alguns lasers podem ser utilizados. Os lasers Er:YAG têm um comprimento de onda que coincide com o máximo de absorção da água. Devido a esta caraterística, o efeito ablativo no esmalte e na dentina é elevado e estes lasers podem ser utilizados de forma benéfica para a remoção de cáries e pequenos preparos. Os possíveis efeitos secundários dos lasers de Er:YAG com arrefecimento a água são menores em comparação com os dos instrumentos rotativos. Só ocorrerá uma reação pulpar se houver uma camada de dentina muito fina sobre a polpa ou se o raio laser for aplicado diretamente na polpa. Não há aumento do aquecimento com o laser Er:YAG, pelo que, em dentes vitais, há uma reação positiva através da formação de dentina reparadora. Às indicações existentes para os lasers, como a remoção de cáries e a preparação de pequenas cavidades, podem ser acrescentadas no futuro novas técnicas, como a utilização de corantes para aumentar a absorção da radiação laser e técnicas minimamente invasivas, utilizando o feedback de um sistema de deteção de cáries.[82]

Shigetani Yoshimi et al (2002) avaliaram a infiltração marginal de restaurações de resina composta em cavidades preparadas com laser Er:YAG. A observação da superfície da dentina após a aplicação da irradiação laser foi efectuada por LSM, a superfície de corte mostrou uma superfície rugosa semelhante a escamas, e os túbulos dentinários expostos foram observados sem estrias ou formação de uma camada manchada que foram observadas quando se utilizou um dispositivo de corte rotativo. Os testes de infiltração não revelaram diferenças significativas no selamento marginal, tanto para o esmalte como para a dentina, entre as cavidades preparadas por irradiação com laser de Er:YAG e quando se utilizou uma turbina de ar.

Hicks J (2003) investigou o efeito da polimerização com laser de árgon (AL) e luz visível (VL) nas interfaces entre as restaurações de compómero e resina composta e as superfícies da cavidade do esmalte. A topografia da superfície por SEM revelou uma transição suave entre os materiais de restauração e as superfícies de esmalte adjacentes, sem microespaços entre as restaurações e as superfícies de esmalte. As superfícies de esmalte mostraram revestimentos de superfície relativamente lisos com a polimerização AL em comparação com a exposição de terminações de prisma gravadas com a polimerização VL. A interface restauração-esmalte por PL mostrou uma relação íntima entre os materiais de restauração e o esmalte da superfície cavo. Não foram encontradas diferenças entre a polimerização AL e VL. Com a interface restauração-esmalte por SEM, os compómeros e as resinas compostas adaptaram-se intimamente ao esmalte da cavidade e as marcas do material de restauração sobressaíram no esmalte da cavidade adjacente. Tanto a polimerização in vitro de compómeros como a polimerização in vitro de resinas compostas produziram restaurações intimamente adaptadas com interfaces íntimas restauração-esmalte. Estas interfaces restauração-esmalte podem proporcionar um certo grau de resistência contra a formação de cáries secundárias, e isto pode ser reforçado pelo efeito protetor da irradiação com laser de árgon.[42]

Van Meerbeek Bart et al (2003) investigaram se a sonoabrasão com diamante (SonieSys Micro, Kavo), a abrasão com ar (Prep Start, Danville) e a irradiação com laser

Er:YAG (Fidelis) produzem superfícies em esmalte/dentina que são igualmente receptivas à adesão como as superfícies tradicionais preparadas com broca de diamante de grão médio (Komet) e papel SiC de grão 600, das quais as duas últimas serviram de controlo. Um adesivo etch&rinse (OptiBond FL, Kerr) aplicado com e sem condicionamento ácido prévio e um adesivo self-etch (Clearfil SE, Kuraray) foram utilizados para unir o compósito restaurador (Z100, 3M ESPE) às superfícies de esmalte e dentina diversamente preparadas. A resistência de ligação à microtensão (microTBS) foi determinada após 24 horas de armazenamento em água a 37 graus C. Os resultados indicaram que o modo de preparação do esmalte e da dentina antes dos procedimentos de ligação influenciou significativamente a eficácia da ligação tanto do adesivo etch & rinse como do adesivo self-etch. Utilizando um adesivo etch&rinse, continua a ser obrigatório efetuar um condicionamento ácido separado das superfícies de esmalte e dentina irradiadas com ar e Er:YAG. A adesão ao esmalte e à dentina irradiados com diamante e com ar não foi, em geral, diferente da adesão a superfícies convencionais preparadas com broca de diamante, enquanto que a adesão a superfícies de esmalte e dentina irradiadas com Er:YAG resultou, em geral, numa eficácia de adesão significativamente inferior em comparação com a adesão a superfícies preparadas com broca de diamante.[101]

Kato Junji (2003) concluiu que o laser de CO2 pode ser um modo de tratamento eficaz na prevenção de cáries de fossas e fissuras em molares permanentes parcialmente erupcionados cobertos por opérculos.[45]

Emin Esen et al (2004) compararam o grau de penetração do corante em cavidades de extremidade radicular preparadas com laser CO_2 , retrotipagem ultra-sónica ou instrumento rotativo. Oitenta e dois dentes humanos anteriores foram preparados e obturados com guta percha condensada lateralmente e selante. A ressecção da extremidade da raiz foi efectuada a 90 graus, a 3 mm do ápice. As cavidades das extremidades radiculares foram preparadas com um feixe de laser de CO_2 , retropontas ultra-sónicas ou broca e foram preenchidas com amálgama. Os dentes foram isolados e imersos em fucsina básica a 36°C durante 48 horas. As raízes foram divididas longitudinalmente e examinadas com um estereomicroscópio. A fuga foi quantificada através da medição linear da penetração do corante com o auxílio de um software de análise de imagem. Verificaram que a aplicação do laser CO_2 para a preparação da cavidade da extremidade da raiz parece diminuir a fuga apical.

Wan-Hong Lan et al (2004) avaliaram as alterações morfológicas da dentina hipersensível após irradiação com laser Nd:YAG. 30 pacientes com dentes hipersensíveis à dentina cervical clinicamente diagnosticados foram tratados com um laser Nd:YAG de 30mJ de intensidade a 10 impulsos por segundo durante 2 min. Foi feita uma impressão das áreas sensíveis antes e depois do tratamento com laser e depois examinada com um microscópio eletrónico de varrimento. A impressão da superfície da dentina após o tratamento com o laser de Nd:YAG não mostrou quaisquer bastonetes protrusivos, em contraste com a presença de numerosos bastonetes antes da irradiação laser. Uma vez que as hastes salientes são uma medida dos túbulos dentinários abertos, interpretaram que estes dados apoiam a hipótese de que a irradiação com laser de Nd:YAG com especificações de 30mJ, 10 impulsos por segundo e 2 minutos pode ser utilizada para selar os túbulos dentinários expostos.[109]

Anttonen V (2004) sugeriu que o DIAGNOdent é útil na monitorização de cáries oclusais em molares permanentes e primários.

Chinelatti Michelle A et al (2004) concluíram que a utilização do laser Er:YAG na preparação da cavidade e no tratamento da superfície afectou negativamente o selamento marginal das restaurações de ionómero de vidro modificadas por resina.

F. J. H.W. Depraet et al (2005) avaliaram ex vivo o efeito da irradiação com laser Nd:YAG com e sem tinta preta nas paredes dos canais radiculares instrumentados e o grau de microinfiltração coronal e apical dos canais radiculares preenchidos. Concluiu-se que a irradiação com laser Nd:YAG com tinta preta aumentou a quantidade de áreas de dentina fundida e ablacionada em comparação com a irradiação sem tinta preta. O laser Nd:YAG em associação com tinta preta não resultou numa redução da microinfiltração coronal ou apical em dentes obturados.

Tonami Ken-Ichi et al (2005) concluíram que a irradiação laser pode possivelmente diminuir a resistência à tração da dentina, o que sugere a importância de uma utilização cuidadosa do laser no tratamento de tecidos duros, tendo em conta as suas caraterísticas de transformação de energia.[105]

Bamzahim Mohammad (2005) concluiu que o DIAGNOdent pode ser utilizado apenas como um complemento aos métodos convencionais na deteção de cáries secundárias em dentes com restaurações de amálgama.[10]

Song Keun-Bae et al (2005) observaram que um laser UV de 325 nm mostrou uma elevada eficácia na deteção de lesões cariosas incipientes. Ao avaliar o rácio de pico, as lesões cariosas incipientes podiam ser detectadas". **Borsatto MC et al (2006)** avaliaram in vitro a influência de 3 dispositivos de preparação de cavidades (broca de carboneto, laser Er:YAG e abrasão a ar) na microinfiltração de restaurações de compósito fluido em dentes decíduos. Os resultados do seu estudo foram que as cavidades preparadas com laser Er:YAG apresentaram o maior grau de infiltração. O desempenho do dispositivo de abrasão a ar foi comparável ao da peça de mão de alta velocidade. Concluíram que o método de preparação da cavidade afectou a microinfiltração das cavidades de Classe V restauradas com compósito fluido em dentes decíduos.

Mello AM, et al (2006) sugeriram que a remoção de cáries radiculares por irradiação com laser Er:YAG, seguida de restauração com cimento de ionómero de vidro modificado por resina, é uma escolha adequada para a restauração de cáries radiculares dentárias.[61]

Martins GR$_a$ (2006) avaliou que o laser de árgon produziu aumentos significativamente menores na temperatura pulpar do que a luz de halogéneo, independentemente da espessura ^7 do material polimerizado.

Lussi A, et al (2006) testaram se o estado da superfície dentária adjacente tem influência no sinal de um novo dispositivo de fluorescência a laser (LF) para a deteção de cáries proximais. Foram selecionados setenta e oito dentes de um conjunto de molares humanos permanentes extraídos, congelados a -20° C até à sua utilização. Antes de serem medidos, os dentes foram descongelados, limpos e o cálculo removido. Como controlo, uma superfície aproximada definida de cada dente foi medida com o dispositivo LF segurando a ponta com o lado de deteção e o lado inverso, mas sem um dente vizinho em contacto com a superfície. O local proximal a ser examinado foi então colocado adjacente a um dente com cáries dentárias profundas, uma restauração de compósito, uma restauração provisória de ZnO-Eugenol ou uma restauração de cerâmica. O dente adjacente com a restauração de ZnO-Eugenol, a restauração de compósito e a cárie dentária demonstraram um aumento estatisticamente significativo das leituras LF nas superfícies sãs do dente. Os dentes com cáries de esmalte ou dentinárias foram apenas ligeiramente (e não estatisticamente significativos) influenciados pelos diferentes tipos de superfícies vizinhas em comparação com as leituras LF de controlo. Concluíram que a deteção de cáries nas superfícies dentárias aproximadas com o novo sistema LF pode ser influenciada pela condição da superfície dentária adjacente.[55]

Bader C, (2006) O objetivo do seu estudo era encontrar os parâmetros do laser Er:YAG mais adequados para uma adaptação marginal óptima das restaurações de Classe V em esmalte e dentina. Os resultados do seu estudo foram, à exceção das margens de dentina antes da carga, diferenças significativas para as percentagens de "margem contínua" e "fracturas de esmalte" foram detectadas antes e depois da carga ($P < 0,05$, ANOVA, teste t de Student). Uma energia de impulso de 100 mJ tanto na dentina como no esmalte foi considerada óptima para o acabamento e alisamento das margens da preparação após a preparação da cavidade com 500 mJ ou mais.

Schoop U et al (2006) efectuaram uma investigação in vitro para avaliar os efeitos destes sistemas de laser, centrando-se no seu efeito antibacteriano nas camadas profundas da dentina e no seu impacto na dentina do canal radicular. A sua microbiologia indicou que ambos os sistemas de laser eram capazes de reduzir significativamente tanto a Escherichia coli como o Enterococcus faecalis. Com uma potência de saída efectiva de 1 W, a E. coli foi reduzida em, pelo menos, 3 etapas de registo na maioria das amostras pelos comprimentos de onda testados, com os melhores resultados para o laser KTP a mostrarem a erradicação completa da E. coli em 75% das amostras. A E. faecalis, um invasor obstinado do canal radicular, apresentou pequenas alterações na contagem bacteriana a 1 W. Utilizando a definição mais elevada de 1,5 W, foram novamente observadas reduções significativas de E. coli com ambos os sistemas de laser, sendo que os lasers foram capazes de erradicar completamente a E. faecalis de forma significativa. Não se registou uma relação significativa entre o aumento da temperatura e o efeito bactericida.[96]

Matsumoto K et al (2007) avaliaram a aplicabilidade de um novo laser Er:YAG em condições clínicas. Foi utilizado um laser Smart 2940 D desenvolvido pela Deka Corporation para a preparação de cavidades em 95 dentes de 45 pacientes. Os parâmetros foram os seguintes: comprimento de onda de 2,94 micrómetros, energia de impulso de 700 mJ, taxa de repetição de 8 Hz. Os resultados do seu estudo foram que não foi observada qualquer reação adversa em nenhum dente. Em 85 dentes (89,5%) não foi descrita qualquer dor intra-operatória ou apenas uma dor intra-operatória ligeira. A preparação da cavidade foi concluída apenas com o sistema laser em 90 dentes (94,7%). A avaliação clínica global não revelou problemas de segurança, com uma classificação muito boa ou boa em 86 dentes (90,5%). O tempo total da operação foi de 49 segundos em média. Concluíram que o Smart 2940 D é um instrumento eficiente, eficaz, seguro e adequado para a remoção de cáries e para a preparação de cavidades. Reduz muito o tempo de operação .. 60

tempo.

Ergucu Z, et al (2007) compararam a microinfiltração de restaurações de resina composta utilizando dois sistemas adesivos de dentina diferentes e dois modos diferentes de preparação da cavidade: uma peça de mão de alta velocidade e um laser Er,Cr:YSGG. Vinte e cinco pré-molares humanos permanentes livres de cárie foram distribuídos aleatoriamente em cinco grupos de cinco. Foi utilizada uma peça de mão de alta velocidade para preparar cavidades de Classe V nas superfícies vestibular e lingual de 10 dentes selecionados aleatoriamente. As cavidades de Classe V foram cortadas nas superfícies vestibular e lingual dos 15 dentes restantes usando o sistema de laser Er,Cr:YSGG. Cinquenta cavidades foram preparadas com margens de esmalte e dentina 1,0 mm abaixo da junção cemento-esmalte e distribuídas em cinco grupos: I, II e III com o laser Er,Cr:YSGG e IV e V com a peça de mão de alta velocidade. Em todos os grupos, as diferenças entre as pontuações de fuga gengival e oclusal foram estatisticamente significativas ($p < 0{,}05$). As pontuações oclusais e gengivais dos grupos I e IV demonstraram diferenças estatisticamente significativas ($p < 0{,}05$). O grupo com lased com condicionamento ácido adicional revelou menos microinfiltração do que os grupos III e IV ($p < 0{,}05$). Ambos os sistemas adesivos self-etch e total-etch demonstraram pontuações de microinfiltração aceitáveis quando utilizados em cavidades preparadas com laser Er,Cr:YSGG.

CAPÍTULO 6

APLICAÇÕES EM MEDICINA DENTÁRIA

DIAGNÓSTICO

FLUORESCÊNCIA LASER

O processo de diagnóstico da cárie envolve tanto a avaliação do risco como a aplicação de critérios de diagnóstico para determinar o estado da doença. *Os principais objectivos do diagnóstico da cárie são identificar as lesões que requerem tratamento cirúrgico (restaurativo), as que requerem tratamento não cirúrgico e as pessoas que apresentam um risco elevado de desenvolver lesões cariosas.* Saber quais os pacientes com elevado risco de desenvolver cáries proporciona uma oportunidade para implementar estratégias preventivas específicas que podem evitar as cáries. Para os pacientes com baixo risco de cárie, as medidas preventivas podem limitar-se à higiene oral.[101]

A ampliação, os dispositivos de deteção de cáries e o acesso melhorado a imagens radiográficas ampliadas ajudam a eliminar as conjecturas do diagnóstico de cáries. Tal como acontece com os testes à polpa, nenhum teste é perfeito, mas os clínicos que utilizam uma combinação de medidas de diagnóstico e um julgamento clínico sólido podem obter rotineiramente avaliações mais exactas da doença.[6]

A fluorescência laser e a fluorescência laser com corante são técnicas alternativas para a deteção de cáries. O DIAGNOdent (KaVo) é um dispositivo de fluorescência laser. O dispositivo contém um laser de díodo (como os utilizados nos leitores de discos de computador) que emite uma luz pulsada com um comprimento de onda específico. Dirigido para um dente, o comprimento de onda da luz é consistente até encontrar uma alteração na estrutura do dente. As alterações na estrutura atribuíveis à cárie fazem com que a luz refracte (se parta) e mude de cor (devido a uma perda de energia, que resulta num comprimento de onda maior). Isto altera o impulso da luz fluorescente reflectida para um sensor. O dispositivo traduz estas alterações numa leitura qualitativa que é subsequentemente apresentada pela unidade de controlo e interpretada como um valor numérico de 1 a 99. Quando a unidade apresenta um valor inferior a 30, o dente é normalmente sonoro. Um sinal sonoro pode ser correlacionado com a leitura digital. O aparelho é fácil de utilizar e está calibrado para um padrão, o que permite a comparação das leituras actuais com as de visitas anteriores ou posteriores do doente. As leituras são efectuadas num processo semelhante ao da sondagem periodontal. As medições qualitativas podem ajudar a acompanhar a evolução de uma lesão cariosa.

Transiluminação

A transiluminação funciona melhor com comprimentos de onda mais longos de luz na gama amarela e laranja, porque têm propriedades de penetração mais elevadas. A luz azul utilizada para a cura é a menos eficaz, devido à diminuição da penetração e ao aumento da dispersão. A luz azul deve ser evitada, uma vez que é prejudicial para os olhos. Vantagens Uma das principais vantagens da transiluminação é que o doente pode ver facilmente os problemas que o médico está a tratar. Pode ser utilizada como um dispositivo de rastreio para determinar se é necessária uma radiografia.

A transiluminação funciona melhor quando é utilizada uma pequena fonte de luz num campo escuro. A abordagem ideal é afastar a luz do consultório e utilizar uma fonte de luz incandescente amarela a branca com cerca de 1 mm de largura. O maior contraste é obtido quando a fonte de luz é colocada contra o lado do dente que tem mais esmalte e depois vista do lado do dente com a maior massa de restauração. Nos dentes anteriores, a fonte de luz é normalmente colocada na face, e o dentista vê a partir da lingual. Mover a luz para a frente e para trás aumenta a probabilidade de detetar patologia.

Dispositivos de transiluminação:

Existem muitos dispositivos que podem transiluminar um dente. A luz padrão para um exame aos ouvidos, nariz e garganta funciona bem. Algumas lâmpadas de polimerização de compósitos têm pontas filtradas que alteram o comprimento de onda da luz para amarelo-alaranjado, pelo que a lâmpada pode ser utilizada para transiluminação. As pequenas sondas de luz utilizadas em eletrónica (que se assemelham a pequenas lanternas) também funcionam bem. Uma alternativa fácil de utilizar é a fibra ótica incorporada na maioria dos sistemas de distribuição para iluminação de peças de mão. As fibras ópticas produzem uma luz branca intensa com um pequeno ponto de luz. Basta remover a broca da peça de mão e afastar a luz do consultório. De seguida, ligue a luz de fibra ótica e utilize a peça de mão como um bastão de luz. É melhor colocar a luz do lado oposto ao dente a ser inspeccionado. A rotação da fonte de luz num campo escuro pode revelar lesões de cárie, fissuras, manchas e restaurações retidas. Para além da aplicação na deteção de cáries, a transiluminação é útil, após a preparação de um dente, para avaliar a integridade da estrutura dentária remanescente.

Cáries proximais

A transiluminação é um bom método de deteção de cáries proximais em dentes anteriores. É menos eficaz na deteção de cáries em pré-molares e molares. A transiluminação é um excelente complemento para as radiografias. Em muitos casos, pode ser mais eficaz na determinação da extensão de uma lesão.

Transiluminação de fibra ótica por imagem digital:

Outra opção em transiluminação, o sistema Digital Imaging Fiber-Optic Transillumination (DIFOTI) da Electro-Optical Sciences Inc. (Irvington, Nova Iorque) utiliza luz branca, uma câmara CCD e aquisição e análise de imagens controladas por computador para detetar cáries. A boquilha transporta um único iluminador de fibra ótica. Dirigida para uma superfície lisa de um dente, a luz atravessa o esmalte e a dentina e dispersa-se pelas áreas não iluminadas do dente. A câmara CCD na peça de mão digitaliza a luz que emerge da superfície lisa oposta à superfície iluminada ou da superfície oclusal para visualização em tempo real num monitor de computador. As cáries são detectadas através de análise computorizada utilizando algoritmos dedicados. O dispositivo DIFOTI foi testado através da imagiologia de dentes in vitro. Os resultados sugerem que pode detetar com sensibilidade cáries proximais, oclusais e de superfície lisa.

CAPÍTULO 7

FOTOPOLIMERIZAÇÃO DE RESTAURAÇÃO

O laser de árgon produz luz azul visível de alta intensidade (488 nm) que é capaz de iniciar **a foto-polimerização de materiais de restauração dentária fotopolimerizados** que utilizam a canforoquinona como fotoiniciador. O aumento da temperatura ao nível da polpa dentária é muito menor com a polimerização por laser de árgon do que quando se utilizam unidades convencionais de lâmpadas de halogéneo de tungsténio de quartzo. A radiação laser de árgon também é capaz de alterar a química da superfície do esmalte e da dentina da superfície radicular, o que reduz a probabilidade de cáries recorrentes. Este benefício clínico é indiscutivelmente mais importante do que o tempo de polimerização reduzido e a profundidade de polimerização melhorada conseguida com o laser de árgon. **Vantagens da polimerização a laser:**

1. A polimerização é uniforme e não é afetada pela aproximação da fonte de luz ao material.
2. As camadas mais profundas do compósito não são devidamente curadas com luz de halogéneo. A cura com lasers é menos afetada pela profundidade.
3. O grau de conversão dos materiais de todas as tonalidades é mais elevado quando curados por lasers, em comparação com a luz de halogéneo convencional. Verificou-se que as tonalidades mais escuras dos compósitos têm um grau de conversão menor do que as tonalidades claras. Quando curados à mesma intensidade e durante a mesma duração.
4. Como os lasers curam os materiais num período de tempo mais curto do que a luz de halogéneo, as probabilidades de aumento da temperatura, que é prejudicial para a pasta, são menores com o laser do que com a luz de halogéneo. Para minimizar o aumento da temperatura, estão a ser utilizados lasers pulsados.
5. A polimerização a laser é mais útil na reparação de dentes.

Desvantagens:

1. Outras restaurações adjacentes também são afectadas pelo laser.
2. O aumento da temperatura devido ao laser é prejudicial para a polpa.

Preparação da cavidade

A preparação de cavidades utilizando lasers tem sido uma área de grande interesse de investigação desde que os lasers foram inicialmente desenvolvidos no início da década de 1960. Atualmente, vários tipos de laser com comprimentos de onda semelhantes na região do infravermelho médio do espetro eletromagnético são utilizados habitualmente para a preparação de cavidades e remoção de cáries. Os lasers Er:YAG, Er:YSGG e Er,Cr:YSGG funcionam com comprimentos de onda de 2940, 2790 e 2780 nm, respetivamente. Estes comprimentos de onda correspondem ao pico de absorção da água no espetro infravermelho, embora a absorção do laser Er:YAG seja muito mais elevada do que a do Er:YSGG e do Er,Cr:YSGG. Uma vez que os três lasers dependem da absorção à base de água para cortar o esmalte e a dentina, a eficiência da ablação (medida em termos de volume e perda de massa da estrutura dentária para parâmetros de energia idênticos) é maior para o laser Er:YAG.

Estes sistemas laser podem ser utilizados para a remoção eficaz de cáries e preparação de cavidades sem efeitos térmicos significativos, danos colaterais na estrutura dentária ou desconforto para o doente. O esmalte dentário normal contém água suficiente (aproximadamente 12% em volume) para que um spray de névoa de água acoplado a um sistema de laser à base de Er possa obter uma ablação eficaz a temperaturas muito abaixo das temperaturas de fusão e vaporização do esmalte. Os lasers dentários à base de Er também podem ser utilizados para remover restaurações de resina composta e de cimento de ionómero de vidro, e para gravar a estrutura dentária.

Uma caraterística operacional dos sistemas laser baseados em Er é um som de estalido quando o laser está a funcionar nos tecidos duros dentários. Tanto o tom como a ressonância deste som estão relacionados com a propagação de uma onda de choque acústico no interior do dente e variam consoante a presença ou ausência de cáries. Esta caraterística ajuda o utilizador a determinar se a remoção da cárie está completa. Em contraste com o som de estalido durante a remoção de cáries, um sistema de laser Er,Cr:YSGG da geração atual cria um som de estalido alto mesmo quando não está em contacto com qualquer estrutura na boca. Este aparente paradoxo pode ser explicado por um efeito denominado "desacoplamento do plasma" do feixe, em que a energia laser incidente aquece o ar e a água diretamente em frente da peça de mão do laser. No laser Er;Cr:YSGG, isto é feito intencionalmente para fornecer energia à superfície posterior das moléculas de água atomizadas, com o objetivo de as acelerar para uma velocidade superior (o chamado "corte hidrocinético"). Estudos pormenorizados

dos mecanismos de corte dos lasers Er:YAG e Er,Cr:YSGG revelaram que o mecanismo pelo qual o esmalte é removido é basicamente o mesmo para ambos os sistemas laser, nomeadamente a expansão explosiva subsuperficial da água aprisionada intersticialmente. As mesmas investigações também não mostraram que o laser Er,Cr:YSGG cortasse uma variedade de materiais sem água, o que os autores afirmaram ser "contraditório com a existência do fenómeno hidrocinético".

Uma importante extensão teórica do princípio da ablação da estrutura dentária por laser à base de água é o efeito recentemente descrito de "abrasão por laser", em que a energia do laser Er:YAG é utilizada para acelerar o movimento de partículas de safira com 30-50 micrómetros de diâmetro em suspensão aquosa. Tal como na abrasão a ar, o impacto destas partículas provoca uma fratura frágil, resultando na remoção da substância dentária. No método de abrasão a laser, a fotografia de alta velocidade documentou velocidades de partículas na ordem dos 50-100 metros por segundo, o que permite uma taxa de remoção do esmalte "superior à das turbinas de alta velocidade" com um volume muito reduzido de partículas abrasivas. Esta técnica poderia ser utilizada com lasers da geração atual, uma vez desenvolvido um sistema de distribuição adequado para a suspensão de partículas. Para além do potencial de taxas de corte ainda mais rápidas do que a instrumentação rotativa convencional, a abrasão a laser oferece a promessa de corte a laser de estruturas que de outra forma não seriam passíveis de o fazer, tais como restaurações de cerâmica.

Para além da remoção de cáries, esta é uma gama de outros procedimentos bem estabelecidos com laser para tecidos duros, incluindo a dessensibilização da dentina cervical (utilizando os lasers Nd:YAG, Er:YAG, E;Cr:YSGG C02, KTP e de díodo), a analgesia por laser (utilizando os lasers Nd:YAG, Er:YAG e Er,Cr), a absorção de flúor melhorada por laser (utilizando os lasers Er:YAG, Er,Cr:YSGG, C02, árgon e KTP). Além disso, existe uma gama considerável de procedimentos periodontais e endodônticos que podem ser efectuados com lasers em alternativa às abordagens convencionais.

BRANQUEAMENTO ACTIVADO POR LASER

A medicina dentária estética é a arte da medicina dentária na sua forma mais pura.

Melhorias significativas nos materiais de restauração da cor dos dentes e nas técnicas adesivas resultaram em inúmeras possibilidades de tratamento estético conservador. Tal como acontece com muitas formas de arte, a medicina dentária estética conservadora proporciona um meio de expressão artística que se alimenta da criatividade e da imaginação. Os dentistas consideram que a realização de procedimentos estéticos conservadores é muito agradável e os pacientes apreciam as melhorias estéticas imediatas efectuadas, muitas vezes sem necessidade de anestesia local.

Uma das razões mais frequentes para os pacientes procurarem cuidados dentários é a descoloração dos dentes anteriores. Mesmo os pacientes com dentes de cor normal solicitam procedimentos de branqueamento. As opções de tratamento incluem a remoção de manchas superficiais, branqueamento, microabrasão, revestimento e colocação de coroas de porcelana. Muitos dentistas recomendam as coroas de porcelana como a melhor solução. Por outro lado, há um número crescente de pacientes que não querem que os seus dentes sejam "cortados" para coroas e estão a optar por uma abordagem conservadora alternativa, como facetas e branqueamento, que preserva o máximo possível do dente natural

Recentemente, foi introduzida uma técnica que utiliza lasers para o branqueamento extracoronal. Podem ser utilizados dois tipos de lasers: o laser de árgon e o laser de CO_2 . Estes lasers podem ser direcionados para moléculas de corantes e, com a utilização de um catalisador, decompõem rapidamente H O_{22} em O_2 e H_2 O. A combinação catalisador/peróxido pode ser prejudicial: por conseguinte, os tecidos moles, os olhos e o vestuário expostos devem ser protegidos.

CAPÍTULO 8

APLICAÇÕES EM PRÓTESE DENTÁRIA

APLICAÇÕES CLÍNICAS DE LASERS DURANTE A RECONSTRUÇÃO DE PRÓTESES REMOVÍVEIS

A construção bem sucedida de próteses totais e parciais removíveis depende principalmente da avaliação pré-operatória das estruturas dos tecidos duros e moles de suporte e da sua preparação adequada. Os lasers podem agora ser utilizados para efetuar a maioria das cirurgias pré-protéticas. Estes procedimentos incluem a redução da tuberosidade dos tecidos duros e moles, a remoção de torus, o tratamento de rebordos residuais inadequados, incluindo rebordos não cortados e irregularmente reabsorvidos, o tratamento de tecidos moles sem suporte e outras anomalias dos tecidos duros e moles. A estabilidade, a retenção, a função e a estética das próteses removíveis podem ser melhoradas através da manipulação laser adequada dos tecidos moles e das estruturas ósseas subjacentes. Estas vantagens incluem

- Redução do tempo total de tratamento devido a um menor trauma mecânico e edema
- Diminuição da contaminação bacteriana do local da cirurgia
- Redução do inchaço, das cicatrizes e da contração da ferida no local da cirurgia
- Excelente hemostase, o que permite uma melhor visualização do local da cirurgia

Os lasers também podem ser utilizados para tratar os problemas de tecido hiperplásico e estomatite nicotínica sob o palato de uma prótese total ou parcial e aliviar o desconforto de epúlios, estomatite de prótese e outros problemas associados ao uso prolongado de próteses mal ajustadas.

Cada comprimento de onda tem um coeficiente de absorção diferente, com base na composição das estruturas orais. A água, que é uma molécula universalmente presente nos tecidos dentários, é mais interactiva com os comprimentos de onda do érbio e do dióxido de carbono. A mucosa oral, que tem um teor de água extremamente elevado, absorverá estes comprimentos de onda; por conseguinte, estes comprimentos de onda podem ser utilizados para a cirurgia dos tecidos moles dentários. Os comprimentos de onda mais curtos, como o árgon, o díodo e o Nd:YAG, são menos bem absorvidos pela água; no entanto, são bem absorvidos pelos componentes do sangue (como a hemoglobina) e pelos pigmentos dos tecidos (como a melanina). Por conseguinte, estes comprimentos de onda mais curtos também podem ser utilizados para a realização de

cirurgia de tecidos. Os comprimentos de onda do laser de érbio são altamente absorvidos pelo cristal de apatite que forma a estrutura do esmalte, dentina, cemento e osso. Devido a esta interação única, a família de lasers de érbio é ideal para a cirurgia de tecidos duros dentários.

PROCEDIMENTOS CIRÚRGICOS

Tratamento de rebordos alveolares inadequados

A reabsorção alveolar é normalmente uniforme nas dimensões vertical e lateral. Ocasionalmente, ocorre uma reabsorção irregular ou excessiva numa das dimensões, produzindo um rebordo inadequado. À medida que a área de suporte da prótese disponível é reduzida, a carga sobre os tecidos remanescentes aumenta, o que leva a uma prótese mal ajustada, com o desconforto que não é aliviado por revestimentos macios. As técnicas cirúrgicas convencionais incluem a utilização de bisturis para incisar o tecido mole e obter acesso às estruturas subjacentes. Atualmente, a cirurgia a laser de tecidos moles para expor o osso pode ser realizada com qualquer número de comprimentos de onda para tecidos moles (CO_2 , díodo, Nd:YAG). A cirurgia dos tecidos duros pode ser efectuada com a família de comprimentos de onda do érbio.

Tratamento de rebordos alveolares irregulares e com falhas

Existem muitas causas para o formato irregular dos rebordos alveolares. Duas das causas mais comuns são as cavidades dentárias dilatadas que resultam da compressão insuficiente das placas alveolares após uma extração e a não substituição da placa alveolar fracturada. Os rebaixos naturais, como os que se encontram no alvéolo anterior inferior ou onde existe uma pré-maxila proeminente, podem ser a causa de traumatismo dos tecidos moles, ulceração e dor quando uma prótese é colocada nesse rebordo. A cirurgia dos tecidos moles pode ser efectuada com qualquer um dos lasers para tecidos moles. A cirurgia óssea pode ser efectuada com a família de lasers de érbio.

Tratamento cirúrgico de tecidos moles sem suporte

O tecido mole sem suporte é frequentemente encontrado na maxila anterior, oposta aos dentes anteriores da mandíbula, com uma mandíbula posterior edêntula. Durante a mastigação, a prótese superior oscila, causando uma reabsorção desproporcionada no maxilar. Os tecidos moles são comprimidos, fazendo com que a prótese se torne cada vez mais instável. A dor não é sentida até que a espinha nasal anterior esteja quase exposta e sujeita ao trauma da base da prótese. Os tecidos moles alveolares maxilares sem suporte são mais volumosos do que os do maxilar inferior, que tendem a prolapsar na direção lingual. A cirurgia tradicional consiste na remoção de cunhas de tecido mole da crista alveolar até que os bordos da ferida de tecido mole dos bordos da ferida sejam fechados facilmente. Qualquer um dos lasers de tecidos moles é capaz de efetuar este procedimento.

A tuberosidade alargada

A invasão do espaço intraalveolar na área da tuberosidade pode impedir a extensão posterior das próteses superiores e inferiores, reduzindo assim a sua eficiência na mastigação e a sua estabilidade. Embora as tuberosidades aumentadas resultem, por vezes, de hiperplasia que acompanha a sobreerupção de dentes molares superiores não opostos, a razão mais comum para as tuberosidades aumentadas é normalmente a hiperplasia dos tecidos moles. A maior parte da tuberosidade hiperplásica pode situar-se em direção ao palato. Se existirem cortes inferiores, pode ser necessária uma redução óssea. O tecido mole excedente deve ser excisado, permitindo espaço para as bases da prótese. A redução dos tecidos moles pode ser efectuada com qualquer um dos lasers para tecidos moles. O laser de érbio é o laser de eleição para a redução óssea.

Tratamento cirúrgico dos toros e exostoses

Podem surgir problemas protéticos se os toros ou exostoses maxilares forem grandes ou de forma irregular ou se a cobertura da mucosa ficar ulcerada. Estas protruberâncias ósseas também podem interferir com as barras ou flanges linguais das próteses mandibulares. Os toros e as exostoses são formados principalmente por osso compacto e, normalmente, é fácil cortá-los do osso alveolar subjacente. Os lasers de tecidos moles podem ser utilizados para expor as exostoses e os lasers de érbio podem ser utilizados para a redução óssea. Um toro liso, arredondado e na linha média normalmente não cria um problema protético porque o acrílico palatino pode ser aliviado ou cortado para evitar o toro.

Lesões dos tecidos moles

O traumatismo persistente de uma flange de prótese afiada ou a sobrecompressão da área pós-dam pode produzir uma resposta de tecido fibroso. Pode formar-se tecido fibroso hiperplásico na junção do palato duro e do palato mole como reação ao trauma constante e à irritação da área posterior da prótese. A lesão pode ser excisada com qualquer um dos lasers para tecidos moles e o tecido pode reepitelizar-se. Ocasionalmente, podem desenvolver-se verdadeiros fibromas. Os fibromas são firmes e duros à palpação e, a menos que estejam traumatizados, a sua superfície é rosada e queratinizada.

A UTILIZAÇÃO DE LASERS EM PRÓTESE FIXA

Considerações sobre o planeamento do tratamento

A utilização de lasers no tratamento dentário é frequentemente adjuvante no fabrico de próteses fixas e, para muitos doentes, esta pode ser a sua primeira experiência com estes dispositivos. Embora uma explicação sobre a utilização e os benefícios do tratamento a laser aumente frequentemente a apreciação do doente sobre o padrão de cuidados que está a ser prestado, é necessário ter cuidado para não criar expectativas que sejam difíceis de satisfazer.

É certo que tudo o que facilita ou controla a gestão do caso só pode contribuir para a relação paciente-dentista.

Da mesma forma, para o dentista, não deve ser esquecido que a manipulação dos tecidos moles envolve sempre um período de cicatrização; a precisão e os benefícios coagulativos dos lasers podem frequentemente permitir que as fases de tratamento de restauração prossigam com maior confiança, mas a capacidade de resposta dos tecidos a qualquer forma de cirurgia deve ser sempre tratada com respeito.

Um conhecimento profundo do comprimento de onda do laser na sua interação com o tecido alvo deve ter sempre precedência na prestação de cuidados ao doente. Um dos elementos essenciais do sucesso na prótese fixa é o cuidado e a precisão das fases de tratamento dos componentes, e o laser pode frequentemente conferir uma energia laser mínima com o comprimento de onda correto.

O aspeto final do planeamento do tratamento consiste em evitar qualquer pretensão ou expetativa que seja inatingível. Por exemplo, a utilização de um laser de comprimento de onda próximo do infravermelho, como um laser de díodo ou Nd:YAG, para efetuar uma frenectomia com tecido alvo muito fibroso pode exigir tanta energia incidente que o risco de danos no periósteo ou no osso é elevado. Nesse caso, pode ser prudente utilizar primeiro um bisturi para cortar a banda fibrosa e depois completar o procedimento com um laser.

CONSIDERAÇÕES BIOLÓGICAS

Os tecidos orais são compostos por natureza, o que pode comprometer a interação ideal de um determinado comprimento de onda de laser com um local de tecido alvo. Os princípios subjacentes à gestão dos tecidos aplicam-se sempre, quer seja utilizado um laser ou instrumentos convencionais. Os mecanismos biológicos que permitem a cicatrização seguem sempre as mesmas vias, independentemente de a lesão tecidular se dever a um bisturi, a uma causa térmica, química ou traumática. A proteção da ferida - coagulação sanguínea e retenção de plasma, eliminação da infeção bacteriana e outros aspectos da resposta inflamatória clássica - é seguida por um crescimento dos tipos de células epiteliais e endoteliais, que depois prossegue para a maturação da cicatrização da ferida ao longo do tempo. A formação de tecido cicatricial pode ser afetada pelo tipo de tecido, pela causa da ferida e pela cicatrização por intenção primária ou secundária.

Numa situação ideal, a cicatrização pós-cirúrgica restaura a forma, a função e a estabilidade do tecido. Quando apropriado, a estética do tecido será mantida ou melhorada, como é frequentemente o resultado desejado com restaurações fixas. Num cenário de "melhores práticas", a apresentação da largura biológica deve ser tida em conta durante a cirurgia. A margem gengival livre de 2-4 mm, os vários milímetros de gengiva aderente, a profundidade do tecido mole sobre o osso alveolar, juntamente com outros exemplos, proporcionam ao clínico zonas de operação estritas e limitadas, e o resultado não deve ser comprometido por uma cicatrização deficiente ou inesperada, estética deficiente ou perda da função do tecido.

Sempre que um tecido mole é incisado com um bisturi, há uma sucessão de eventos que ditam a gestão do tecido:

1) Hemorragia: a maioria dos procedimentos intra-orais em tecidos moles associados à prótese dentária envolve normalmente o corte de vasos de pequeno diâmetro (arteríolas, vénulas e capilares)
2) Pensos: o objetivo de qualquer penso é estabilizar a margem do corte para permitir a cicatrização, parar a hemorragia, permitir a formação de coágulos e evitar possíveis perturbações da incisão.
3) Contaminação: a entrada de bactérias no local da incisão, nas suturas e nos pensos é inevitável e compromete a resposta inflamatória. Este fenómeno aumenta frequentemente a dor ou o desconforto pós-operatório.
4) Acompanhamento a curto prazo: remoção de suturas e pensos.
5) A longo prazo: reorganização da estrutura do colagénio com possível retração.

GESTÃO GENGIVAL

O controlo gengival é utilizado para remover tecido em excesso ou intrusivo relativamente às margens de restauração, para melhorar a estética de um espaço pôntico ou para estabelecer um aumento do comprimento da coroa clínica de forma electiva.

ALONGAMENTO DA COROA

Quando os pacientes têm coroas clínicas que parecem demasiado curtas ou quando têm uma linha gengival irregular que produz um sorriso irregular, o tecido excessivo pode ser fácil e rapidamente removido sem necessidade de incisão com lâmina, reflexão do retalho ou sutura. As definições de potência são normalmente de 3 a 6 W de potência indicada, com o feixe a passar de um modo focado para um modo desfocado, conforme necessário. Para proteger a estrutura dentária subjacente, é utilizada uma espátula de cera nº. 7 é utilizada no sulco. À medida que o laser continua, a espátula é movida em conjunto com o laser. Em primeiro lugar, é necessário sondar a área para determinar a posição da junção cemento-esmalte relativamente à crista do tecido. Se esta distância for curta, existe uma boa probabilidade de a coroa clínica e a coroa anatómica serem aproximadamente as mesmas. Portanto, quando esta situação surge, deve ser efectuado um alongamento convencional da coroa para assegurar que a largura biológica não é violada.

Vantagens :

1) Campo sem sangue
2) Menos complicações pós-operatórias
3) Redução do desconforto pós-operatório
4) Perceção do doente de que estas feridas cicatrizam mais rapidamente
5) Não é necessário colocar um penso periodontal
6) Raramente são necessárias suturas

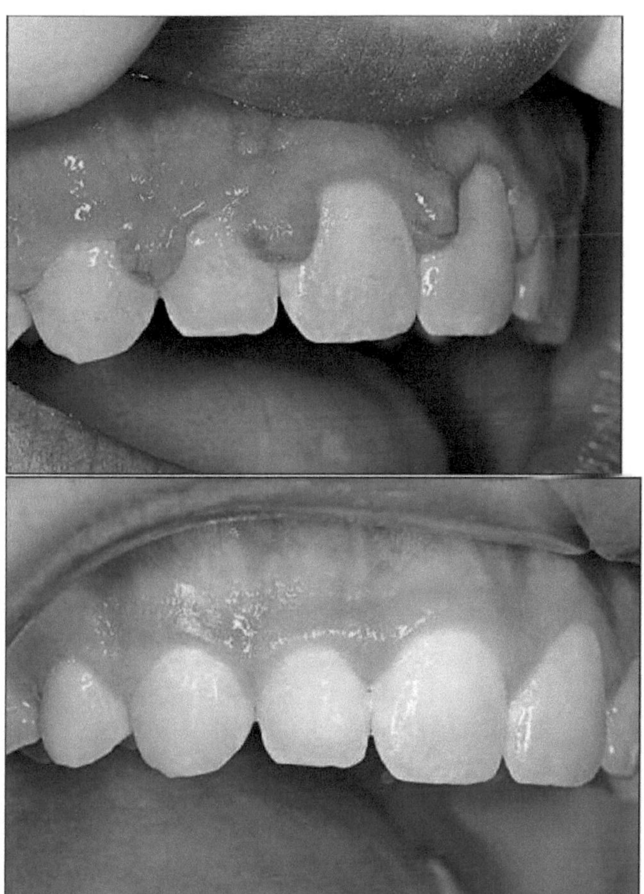

Tratamento da hipertrofia gengival

LASERS EM IMPLANTOLOGIA DENTÁRIA

Os lasers foram introduzidos na prática geral em 1989 pelos Drs. William e Terry Myers, que modificaram um laser oftálmico Nd:YAG para utilização dentária. Esta unidade (dLase 300, American Dental Laser, Southfield, Michigan) foi pioneira no desenvolvimento de lasers dedicados ao campo da medicina dentária e não à medicina. Nos 15 anos que se seguiram, foram introduzidos na profissão vários comprimentos de onda de laser para vários procedimentos. Os comprimentos de onda CO_2 Nd:YAG, de díodo, de árgon e de hélio são principalmente lasers para tecidos moles. O entusiasmo dos utilizadores de laser tem sido significativo; no entanto, a penetração efectiva desta tecnologia no mercado tem sido lenta. A introdução da família de comprimentos de onda de érbio, com a sua capacidade de remover com segurança tecidos duros, estimulou uma nova onda de interesse pela terapia laser na profissão dentária.

O paralelo na expansão da implantologia dentária e da medicina dentária a laser na prática clínica é evidente. À medida que os defensores da medicina dentária a laser continuam a procurar novas formas de utilizar a tecnologia e à medida que mais profissionais se envolvem na implantologia dentária, é lógico ver a utilização simultânea de ambas as tecnologias na prática clínica. VANTAGENS

As vantagens da utilização de lasers na implantologia dentária são as mesmas que para qualquer outro procedimento dentário em tecidos moles. Estas vantagens incluem

- Aumento da hemostase
- Danos mínimos nos tecidos circundantes
- Redução da infeção
- Redução da dor no pós-operatório

Devido à hemostase proporcionada pelos lasers, existe a vantagem significativa de uma melhor visibilidade durante a cirurgia. A crescente popularidade da família de lasers de érbio, com a sua capacidade de ablação de tecidos duros, aumentou o potencial da sua utilização para osteotomia e descontaminação de corpos de implantes infectados e doentes. No entanto, existe também a possibilidade de obliteração da gengiva aderente se esta tecnologia for utilizada em excesso.

Uma das utilizações mais interessantes dos lasers na implantologia dentária é a possibilidade de recuperar implantes doentes através da descontaminação das suas superfícies com energia laser.

Os lasers CO_2 têm sido bem sucedidos na descontaminação de superfícies de implantes. Este comprimento de onda não provoca alterações na superfície, aumento da temperatura ou danos graves nas células do tecido conjuntivo localizadas fora do ponto de irradiação, nem provoca a inibição da adesão das células à área irradiada.

SITUAÇÕES CLÍNICAS

Um doente com potenciais problemas de hemorragia pode ser tratado com um laser para efetuar uma cirurgia essencialmente sem sangue no osso. Esta prática pode ser particularmente útil na colocação de mini-implantes. Utilizando a técnica de autoadvance preconizada por Balkin et al, poderia ser efectuada uma pequena abertura nos tecidos moles e aproximadamente 3 mm no osso. Estes mini-implantes, com 1,8 mm de diâmetro e uma rosca auto-roscante, podem ser rodados lentamente e auto-avançados no osso esponjoso mole. Embora haja pouca preocupação na literatura sobre a possível contaminação do local da osteotomia pela utilização de brocas na cavidade oral, existe um benefício potencial da esterilização do osso por laser à medida que penetra e cria um local de osteotomia.

CAPÍTULO 9

APLICAÇÕES EM ENDODONTIA

Com o desenvolvimento de fibras laser mais finas, flexíveis e duradouras, as aplicações laser em endodontia aumentaram. As diferentes aplicações são:

1) HIPERSENSIBILIDADE DENTINÁRIA
2) DIAGNÓSTICO DA POLPA
3) CAPEAMENTO PULPAR E PULPOTOMIA
4) ACESSO E LIMPEZA DO CANAL RADICULAR
5) MODELAÇÃO DO CANAL RADICULAR
6) ESTERILIZAÇÃO DO CANAL RADICULAR
7) ENDODONTIA CIRÚRGICA
8) SELAGEM COM OU REMOÇÃO DE MATERIAL DE OBTURAÇÃO DE GUTA-PERCHA
9) OUTRAS APLICAÇÕES

    a) Remoção de dentículos aderentes b) Esterilização de instrumentos dentários

HIPERSENSIBILIDADE DENTINÁRIA E MODIFICAÇÃO DA ESTRUTURA DA DENTINA

A hipersensibilidade dentinária é caracterizada como uma dor curta e aguda da dentina exposta que ocorre em resposta a estímulos provocadores como o frio, o calor, a evaporação, a tatilidade, a osmose ou produtos químicos. Esta dor não pode ser atribuída a qualquer outra forma de defeito ou patologia dentária. Erosão, abrasão, atrito, recessão gengival, tratamento periodontal e defeitos anatómicos têm sido sugeridos como possíveis factores de risco para a hipersensibilidade dentinária. Estima-se que um em cada sete pacientes sofra de algum grau de hipersensibilidade dentinária. Alguns estudos mostram uma prevalência ainda maior. A grande variação na prevalência relatada pode estar relacionada com factores culturais ou genéticos ou com variações experimentais nos métodos de avaliação ou amostragem. A região cervical dos incisivos e pré-molares tende a ser a mais afetada, frequentemente no lado oposto à mão dominante. Este achado é consistente com a abrasão da escova de dentes como fator etiológico. A dor dentária é provocada por estímulos frios em até 90% dos pacientes, embora os estímulos mecânicos e químicos também sejam eficazes. Brannstrom et al propuseram que as terminações nervosas na área da borda da dentina-polpa são activadas pelo fluxo de fluido hidrodinâmico em resposta à estimulação dentinária (o mecanismo hidrodinâmico). De acordo com a teoria hidrodinâmica, o fluxo rápido de fluido dentinário serve como estímulo final na ativação dos nociceptores intradentários para muitos tipos diferentes de estímulos. Estudos confirmaram que a permeabilidade dos túbulos dentinários é um pré-requisito para a sensibilidade da dentina exposta. Também foi demonstrado, utilizando microscopia eletrónica de varrimento (SEM), que os dentes com hipersensibilidade dentinária têm um número significativamente maior de túbulos dentinários patentes por milímetro e um diâmetro médio significativamente maior por túbulo do que os dentes de controlo. O tratamento da hipersensibilidade dentinária envolve a aplicação de terapias que reduzem o fluxo de fluido dentinário ou diminuem a atividade dos neurónios dentinários. Há setenta anos atrás, Grossman delineou os requisitos para o tratamento desta condição: a terapia deve ser não irritante para a polpa, ser relativamente indolor na aplicação, ser realizada facilmente, atuar rapidamente, ser eficaz por um longo período de tempo, ser desprovida de efeitos de coloração e ser consistentemente eficaz.

Deve ser mencionado que muitos estudos são simplesmente comparações antes e depois, e a falta de comparações diretas e avaliações sistemáticas torna difícil determinar qual dos regimes de tratamento propostos oferece a maior eficácia e duração com os menores efeitos adversos.

Uma modalidade de tratamento diferente para reduzir a hipersensibilidade dentinária envolve a utilização da tecnologia laser. A lógica para a redução da hipersensibilidade dentinária induzida pelo laser baseia-se em dois mecanismos possíveis que diferem muito entre si. O primeiro mecanismo implica o efeito direto da irradiação laser na atividade eléctrica das fibras nervosas dentro da polpa dentária, enquanto o segundo envolve a modificação da estrutura tubular da dentina através da fusão e fusão do tecido duro ou smear layer e subsequente selagem dos túbulos dentinários.

Os lasers utilizados para o tratamento da hipersensibilidade dentinária podem ser divididos em dois grupos: lasers de baixa potência de saída (hélio-néon e gálio/alumínio/arseneto [diodo]) e lasers de média potência de saída (Nd:YAG e dióxido de carbono [CO_2] . Kimura et al utilizaram inicialmente a terapia laser de baixa potência de saída para apoiar a cicatrização de feridas.

Senda et al foram os primeiros a aplicar o laser de hélio-neon no tratamento da hipersensibilidade dentinária. Utilizaram uma potência de saída de apenas 6 mW, o que não afecta a morfologia da superfície do esmalte ou da dentina, mas permite que uma pequena fração da energia atinja o tecido pulpar. Foi relatado que a eficácia desse tratamento varia de 5,2% a 100%. Embora o mecanismo que causa a redução da hipersensibilidade não seja aparente, foi afirmado que a irradiação com laser de hélio-neon afecta a atividade eléctrica (potencial de ação) e não os nociceptores das fibras AS ou C.

Moritz et al utilizaram um laser de CO_2 com uma potência de saída de 0,5 W num modo de onda contínua e um tempo de irradiação de 5 segundos para tratar a hipersensibilidade dentinária. A eficácia do tratamento variou entre 59,8% e 100%, e os investigadores postularam que o laser CO_2 reduziu a hipersensibilidade dentinária ao ocluir ou estreitar os túbulos dentinários. O selamento dos túbulos dentinários e a redução da permeabilidade podem ser alcançados com o laser de CO_2 quando são utilizadas densidades de energia moderadas. Não foram registados relatos de analgesia nervosa por irradiação com laser de CO_2 .

O efeito do laser de Nd:YAG na hipersensibilidade dentinária está relacionado com a oclusão ou estreitamento dos túbulos dentinários induzido pelo laser. A analgesia direta do nervo e um efeito supressor conseguido através do bloqueio da despolarização das fibras AS e C também foram considerados possíveis mecanismos que explicam o efeito da irradiação com laser de Nd:YAG na redução da hipersensibilidade dentinária.[1]

DIAGNÓSTICO DA POLPA

O objetivo da avaliação da condição pulpar é chegar a um diagnóstico - nomeadamente, a natureza da doença que envolve a polpa. Após a determinação do diagnóstico, existem opções de tratamento específicas para cada condição pulpar. A condição clínica da polpa pode ser avaliada através de estímulos térmicos, percussão, palpação e testes de vitalidade.

Provavelmente nenhum teste é suficiente por si só, porque estes testes não determinam o grau de fornecimento de sangue, mas sim o fornecimento nervoso da polpa.

Medidor de caudal laser Doppler

A fluxometria laser Doppler (LDF) foi introduzida no início dos anos 70 para a medição do fluxo sanguíneo na retina. Foi demonstrado que o fluxómetro Doppler a laser permite medir o fluxo sanguíneo pulpar e, consequentemente, o grau de vitalidade. Esta técnica utiliza lasers de hélio e de díodo a uma potência baixa de 1 ou 2 mW.

O feixe de laser é direcionado através da coroa do dente para os vasos sanguíneos dentro da polpa. O movimento dos glóbulos vermelhos faz com que a frequência do feixe de laser sofra um desvio Doppler e que parte da luz seja retrodifundida para fora do dente.

A luz reflectida é detectada por uma célula fotoeléctrica na superfície do dente e a sua saída é proporcional ao número e à velocidade das células sanguíneas.

Vantagens do medidor de caudal Doppler a laser

1) A principal vantagem desta técnica, em comparação com o teste elétrico da polpa ou outros testes de vitalidade, é que não depende da ocorrência de uma sensação dolorosa para determinar a vitalidade de um dente.
2) Além disso, os dentes que sofreram traumatismos recentes ou que estão localizados numa parte da mandíbula que pode ser afetada após uma cirurgia ortognática, podem perder a sensibilidade, mantendo intactos o fornecimento de sangue e a vitalidade da polpa. O diagnóstico da vitalidade destas polpas baseado principalmente no teste da polpa eléctrica teria resultado numa terapia endodôntica desnecessária. Foram feitas tentativas para utilizar a tecnologia LDF para o diagnóstico da vitalidade da polpa em dentes traumatizados, uma vez que esta tecnologia proporcionaria uma leitura mais exacta do estado de vitalidade da polpa. Os estudos revelaram resultados promissores, indicando que o laser Doppler pode detetar o fluxo sanguíneo de forma mais consistente e precoce do que os testes padrão.
3) Como esta modalidade de teste não produz estímulos nocivos, as pessoas apreensivas

ou

1 fi

os doentes angustiados podem aceitá-lo mais facilmente do que os métodos actuais.

Limitações do caudalímetro Doppler laser

A fluxometria Doppler a laser tem algumas limitações.

1) Pode ser difícil obter a reflexão do laser em certos dentes. Geralmente, os dentes anteriores, nos quais o esmalte e a dentina são finos, não apresentam problemas. Os molares, com o seu esmalte e dentina mais espessos e a variabilidade na posição da polpa dentro do dente, podem causar variações no fluxo sanguíneo pulpar.
2) Além disso, as diferenças na saída do sensor e a calibração inadequada pelo fabricante podem ditar a utilização de várias sondas para uma avaliação exacta. A fluxometria Doppler a laser assegura a medição objetiva da vitalidade pulpar. Quando os custos do equipamento diminuírem e a aplicação clínica melhorar, esta tecnologia poderá ser utilizada em doentes com dificuldades de comunicação ou em crianças pequenas, cujas respostas podem não ser fiáveis.[1]

ACESSO E LIMPEZA DO SISTEMA DE CANAIS RADICULARES

A periodontite perirradicular após necrose pulpar é causada por microorganismos e seus produtos provenientes do sistema de canais radiculares. A terapia endodôntica bem-sucedida, que depende principalmente da eliminação dos microrganismos do sistema de canais radiculares, é realizada por meio da instrumentação biomecânica do canal radicular. No entanto, estudos demonstraram que a remoção completa dos microrganismos do sistema de canais radiculares é virtualmente impossível e que se forma uma camada de esfregaço que cobre as paredes instrumentadas do canal radicular. A smear layer é constituída por uma camada superficial na superfície da parede do canal radicular com cerca de 1 a 2 pm de espessura e por uma camada mais profunda que se encontra nos túbulos dentinários até uma profundidade de 40 pm. Contém substâncias inorgânicas e orgânicas que também incluem microrganismos e detritos necróticos. Para além da possibilidade de a própria smear layer estar infetada, também pode proteger as bactérias já presentes nos túbulos dentinários, impedindo a aplicação de agentes de desinfeção intracanal bem sucedidos. Pashley considerou que uma smear layer contendo bactérias ou produtos bacterianos poderia constituir um reservatório de substâncias irritantes. Assim, a remoção completa da smear layer seria consistente com a eliminação de irritantes do sistema de canais radiculares.

De acordo com Oguntebi, os medicamentos intracanais mais utilizados atualmente têm um espetro antibacteriano limitado e alguns deles têm uma capacidade limitada de difusão nos túbulos dentinários. Na sua revisão, sugeriu que as novas estratégias de tratamento concebidas para eliminar os microrganismos do sistema de canais radiculares devem incluir agentes capazes de penetrar nos túbulos dentinários e destruir os microrganismos, uma vez que estes estão localizados numa área para além dos mecanismos de defesa do hospedeiro, onde não podem ser alcançados por agentes antibacterianos administrados sistemicamente.

Em vários sistemas de laser utilizados em medicina dentária, a energia emitida pode ser entregue ao sistema de canais radiculares através de uma fibra ótica fina (Nd:YAG, érbio, crómio: ítrio-escândio-gálio-gameta [Er,Cr:YSGG], árgon e díodo) ou através de um tubo oco (CO2 e Er:YAG). Assim, o potencial efeito bactericida da irradiação laser pode ser utilizado eficazmente para a limpeza adicional do sistema de canais radiculares após a instrumentação biomecânica.[1]

Com a preparação mecânica do canal, é frequentemente produzida uma camada de esfregaço, que pode albergar bactérias. A maior parte dos comprimentos de onda do laser remove a camada de esfregaço e pode ser utilizada em conjunto com irrigantes e agentes quelantes, como o NaOCl ou o EDTA. O laser de Nd:YAG tem sido amplamente investigado, mas foram feitos muitos relatórios sobre a fusão e a carbonização. Considera-se que o grupo de comprimentos de onda do laser de érbio é o mais indicado para atingir este objetivo, sem causar um aumento prejudicial da temperatura.

Este efeito foi amplamente estudado utilizando lasers como o CO_2, Nd:YAG, excimer, díodo e Er:YAG .

O consenso aparente é que a irradiação laser emitida pelos sistemas laser utilizados em medicina dentária tem o potencial de matar microrganismos. Na maioria dos casos, o efeito está diretamente relacionado com a quantidade de irradiação e com o seu nível de energia. Também foi documentado em numerosos estudos que a irradiação com laser de CO_2 , Nd:YAG, árgon, Er,Cr:YSGG e Er:YAG tem a capacidade de remover detritos e a smear layer das paredes do canal radicular após a instrumentação biomecânica.

Limitações

Existem várias limitações que podem estar associadas à utilização intracanal de lasers que não podem ser negligenciadas.

1) A emissão de energia laser a partir da ponta da fibra ótica ou da guia laser é direcionada ao longo do canal radicular e não necessariamente lateralmente às paredes do canal radicular. Assim, é quase impossível obter uma cobertura uniforme da superfície do canal utilizando um laser.
2) Outra limitação é a segurança deste procedimento, uma vez que é potencialmente possível a ocorrência de danos térmicos nos tecidos periapicais. A emissão direta de irradiação laser a partir da ponta da fibra ótica na proximidade do forame apical de um dente pode resultar na transmissão da irradiação para além do forame. Esta transmissão de irradiação, por sua vez, pode afetar negativamente os tecidos de suporte do dente e pode ser perigosa em dentes com grande proximidade do forame mental ou do nervo mandibular.[1]

Dentro dos limites do canal radicular, a utilização de comprimentos de onda de laser sem arrefecimento com água pode levar a um potencial aumento elevado da temperatura. Os riscos associados incluem a fusão/fratura das paredes da dentina e a irradiação trans-apical do alvéolo dentário. Com os lasers de infravermelhos curtos e de CO_2 , se se pretender obter benefícios, os níveis de potência de 0,75-1,5 W devem ser considerados máximos. Com os lasers de érbio assistidos por água, os valores de potência de 150-250 mJ/4-8 pps são considerados adequados, mas é essencial permitir que a água chegue ao local de ablação, para evitar o sobreaquecimento e a cavitação das paredes do canal.[94] Stabholz e colegas relataram recentemente o desenvolvimento de uma nova ponta endodôntica que pode ser utilizada com um sistema laser Er:YAG. O laser Er:YAG ganhou uma popularidade crescente entre os clínicos após a sua aprovação pela Food and Drug Administration para utilização em tecidos dentários duros. O feixe do laser Er:YAG é emitido através de um tubo oco, tornando possível desenvolver uma ponta endodôntica que permite a emissão lateral da irradiação (disparo lateral), em vez da emissão direta através de uma única abertura na sua extremidade.

Esta nova ponta endodôntica em espiral de disparo lateral (RCLase; Lumenis, Opus Dent, Israel) foi concebida para se adaptar à forma e ao volume dos canais radiculares preparados por instrumentação rotativa de níquel-titânio. Emite a irradiação laser Er:YAG lateralmente para as paredes do canal radicular através de uma fenda em espiral localizada ao longo de toda a ponta. A ponta é selada na sua extremidade mais distante, impedindo a transmissão da irradiação para e através do forame apical do dente.

MODELAÇÃO DE CANAIS RADICULARES

A modelação do canal radicular representa um passo importante no procedimento endodôntico, uma vez que ajuda a remover os tecidos orgânicos e facilita a irrigação e a obturação do canal.

Hoje em dia, a preparação do canal tem sido efectuada com limas manuais, dispositivos sónicos e dispositivos ultra-sónicos. O resultado da eficiência de corte de um instrumento e a capacidade de moldar o canal depende muito do desenho da lima e da dinâmica do instrumento durante o movimento de corte dentro do canal.

Além disso, estudos demonstraram que algumas limas causam complicações durante o corte ou durante os movimentos de limagem longitudinal e que é impossível remover totalmente todos os detritos do canal, uma vez que frequentemente permanecem áreas não instrumentadas após a preparação

Devido às complicações que ocorrem durante o movimento da lima nos canais e porque as limas não conseguem limpar totalmente as paredes da dentina, é necessário encontrar outro método para melhorar a qualidade da preparação do canal. Os lasers mostraram-se certamente muito promissores em medicina dentária para a modelação da parede do canal radicular.

Levy (1992) realizou um estudo para avaliar, através de exame microscópico eletrónico, a conicidade da preparação e a qualidade do desbridamento obtido por uma técnica convencional de stepback utilizando limas e para os comparar com os resultados obtidos por um feixe de laser conduzido através de uma fibra ótica. Este estudo demonstra que o raio laser parece ser capaz de produzir uma preparação cónica desde a parte apical até à parte coronal do canal. Uma vez que é possível obter paredes limpas e irregulares do canal radicular utilizando a irradiação com laser Nd:YAG, foi sugerida a modelação do canal radicular utilizando esta modalidade.[36]

ESTERILIZAÇÃO DO CANAL RADICULAR

A presença de bactérias e tecido necrótico pode causar a persistência da infeção no canal radicular. A ação de corte dos instrumentos endodônticos gera uma camada de esfregaço composta por uma mistura de materiais orgânicos e inorgânicos, tais como resíduos de dentina, tecidos moles e microrganismos. O sucesso a longo prazo da terapia do canal radicular depende da remoção completa dos detritos endodônticos. No entanto, a instrumentação mecânica atual, por si só, não é suficiente para eliminar este material. A maioria dos autores concorda com o uso de duas soluções irrigantes, NaOCl a 5,25% para dissolver tecidos moles e bactérias e solução de EDTA a 17% para dissolver detritos inorgânicos. No entanto, tem sido referido que a solução de NaOCl a 0,5%, embora tenha um efeito bactericida, não esteriliza. Algumas bactérias podem sobreviver no interior dos túbulos ou noutras áreas não acessíveis, porque a smear layer fecha os orifícios dos túbulos, impedindo assim o contacto direto entre os microrganismos e a solução irrigante.

A irradiação laser foi introduzida no tratamento endodôntico pelo seu efeito bactericida. Os lasers provocam uma diminuição do número de bactérias em diferentes modelos: dentes extraídos infectados, tubos capilares e microplacas de plástico.

Dos lasers atualmente disponíveis, o comprimento de onda do CO_2 parece ser o menos eficaz na descontaminação bacteriana e a eficácia da utilização do laser parece depender dos valores de fluência e do acesso direto.

O laser Nd:YAG é mais popular, porque com este dispositivo está disponível um sistema de entrega de fibra ótica fina para entrar em canais radiculares estreitos. Muitos outros sistemas de laser, como o laser XeCl que emite a 308 nm, o laser Er:YAG que emite a 2,64 m, um laser de díodo que emite a 810 nm e o laser Nd:YAG que emite a 1,34 m, também foram utilizados para este fim. Todos os lasers têm um efeito bactericida a alta potência que depende de cada laser. Parece existir um potencial de contaminação bacteriana do canal radicular para o doente e para a equipa dentária através do fumo produzido pelo laser, o que pode causar a disseminação bacteriana. Assim, é necessário adotar um sistema de bomba de vácuo forte para proteger contra a propagação de infecções quando se utilizam lasers nos canais radiculares.

VANTAGENS

1) Os lasers têm muitas vantagens, tanto para o cirurgião como para o doente, devido à forma única como destroem o tecido. Precisão na destruição dos tecidos devido à boa visualização dos planos dos tecidos através do microscópio operatório ou da peça de mão. O microscópio permite um controlo preciso, juntamente com a iluminação e a ampliação do campo operatório, enquanto a peça de mão é mais versátil.
2) Elevada taxa de aceitação por parte dos doentes.
3) Remoção selectiva do epitélio afetado e danos mínimos no ambiente circundante tecidos saudáveis.
4) O raio laser exerce um efeito hemostático.
5) A selagem dos vasos sanguíneos e o bloqueio da via linfática eliminam disseminação de células tumorais.
6) Os lasers selam os vasos linfáticos, o que permite reduzir ao mínimo o inchaço, a inflamação e o edema pós-operatórios.
7) A dor é reduzida à ausência em 90% das vezes, provavelmente devido à selagem do nervo fibras.
8) A sua eficácia anti-séptica reduz a necessidade de terapia antibiótica pós-operatória na maioria dos casos.
9) Pouca probabilidade de trauma mecânico através da utilização de uma técnica "sem contacto" em que o tecido é minimamente distorcido durante o corte.
10) Pouca cicatrização pós-operatória.
11) Provoca a redução do número de bactérias, reduzindo o risco de infeção.
12) Excelente cicatrização de feridas devido à bioestimulação.

DESVANTAGENS

1) Custo elevado do equipamento
2) O feixe de laser pode ferir o doente, o médico ou o pessoal através do feixe direto ou da luz reflectida, causando lesões na retina.
3) A exposição do laser à superfície dos dentes, quer seja acidental ou intencional, causa

danos irreversíveis na polpa.

4) Todos os lasers utilizados em definições e períodos de tempo incorrectos podem causar danos nas estruturas dentárias.

5) Os lasers Nd:YAG e de árgon sofrem de arrastamento ao cortar tecidos.

6) Normalmente, é necessária anestesia geral para os doentes submetidos a tratamento com laser na boca.

7) Na cirurgia a laser, a regeneração epitelial é atrasada e a ferida demora mais tempo a reepitelizar do que após uma cirurgia convencional.

8) A remoção dos tecidos moles que cobrem o osso pode danificar o osso subjacente & causou atraso na cicatrização e sequestro de fragmentos ósseos.

9) Não disponível em todos os hospitais.

10) São necessárias pessoas com formação específica para a operação.

CAPÍTULO 10

REGULAMENTAÇÃO E SEGURANÇA DOS LASERS NA PRÁTICA DENTÁRIA GERAL

A segurança é uma parte integrante do tratamento dentário com um instrumento laser. O assunto abrange muitos tópicos, incluindo regulamentos e reconhecimento de perigos que afectam o dispositivo, o ambiente, a equipa cirúrgica e o tecido alvo do doente. O autor parte do princípio de que o médico dentista tem formação para utilizar um dispositivo laser específico de acordo com a norma de cuidados.

Existem três factores para a segurança do laser:

(1) o processo de fabrico do instrumento,

(2) funcionamento correto do dispositivo, e

(3) a proteção pessoal da equipa cirúrgica e do doente

Antes de ativar um laser, é provável que o médico tenha muitas perguntas sobre como utilizar o instrumento em segurança. Onde é que os médicos podem encontrar informações sobre a utilização segura de lasers dentários? Para além das recomendações dadas por colegas, como pode o profissional ter a certeza de que está a utilizar práticas de laser seguras? É uma sorte que a indústria dentária a nível mundial tenha agências reguladoras que mandam e orientam o profissional dentário e o fabricante do laser dentário.

Agências reguladoras

Para além de vários governos estatais, os Estados Unidos têm quatro grandes organizações que se ocupam de regulamentos relativos à segurança dos sistemas laser: o American National Standards Institute (ANSI); a Food and Drug Administration (FDA) e o seu gabinete de regulamentação, o Center for Devices and Radiological Health (CDRH); e a Occupational Safety and Health Administration (OSHA).

A FDA, através do CDRH, regula o fabricante do laser, assegurando o cumprimento da legislação relativa aos dispositivos médicos. Um fabricante de laser tem de provar a segurança e a eficácia desse dispositivo e procedimento dentário específico. Quando a segurança e a eficácia são demonstradas adequadamente, a autorização de comercialização é concedida apenas para esse dispositivo e procedimento. Depois de o CDRH conceder a autorização de comercialização [510 (k)] a um fabricante de laser, o dispositivo pode ser vendido nos Estados Unidos.

O CDRH também estabelece normas para produtos emissores de luz. Nos Estados

Unidos, devem ser incluídas determinadas caraterísticas de segurança no fabrico de um dispositivo laser. Para estarem em conformidade, os fabricantes devem incluir um interrutor de bloqueio com chave, um indicador de emissão de laser, um conetor de interbloqueio remoto, uma caixa de proteção, encravamentos de segurança, localização dos controlos (painel de controlo), um visor de energia, um obturador de segurança, uma reinicialização manual, um tempo limite do sistema, um botão de paragem do laser, autodiagnóstico, uma gaiola de pedal, botões de ativação e desativação separados, rodízios bloqueáveis (para as máquinas com rodas) e pontas ou peças de mão e fibras esterilizáveis (para as máquinas com sistemas de entrega de fibra ótica).

É de notar que, embora a FDA seja uma organização cuja jurisdição abrange os Estados Unidos, as suas normas e outros conceitos influenciam fortemente as agências reguladoras de outros países.

A OSHA regulamenta os locais de trabalho para a segurança dos trabalhadores. Um ambiente que ignore os regulamentos da OSHA corre o risco potencial de sofrer coimas e restrições graves. O consultório ou o local da cirurgia deve ter políticas escritas dos procedimentos operacionais padrão que levem em conta os riscos do feixe de laser e de outros feixes. Os programas educativos sobre laser devem ser incluídos e devem estar disponíveis no local de prática. O manual de políticas deve ser analisado anualmente e revisto, se necessário, para estar em conformidade com as normas, procedimentos e instrumentos actuais.

A ANSI, uma organização de especialistas da indústria, fornece orientações para a utilização segura de lasers e sistemas laser, definindo medidas de controlo para todas as classificações de laser. As informações técnicas sobre medições, cálculos e efeitos biológicos com a utilização de lasers em instalações de cuidados de saúde estão incluídas na norma atual, Z136.1 e ZI36.3. A norma ANSI é uma excelente referência para os profissionais de medicina dentária e pode ser considerada "obrigatória" por qualquer pessoa que utilize ou considere utilizar lasers dentários. A ANSI também é responsável pela criação e definição do papel e das responsabilidades do responsável pela segurança dos lasers (LSO) na versão Z 136.3 da norma ANSI. No entanto, devido à importância de ter as práticas de segurança implementadas, a posição do LSO também é discutida na versão Z 136.1.

Embora existam muitas normas de segurança para lasers que coexistem em todo o mundo, alguns requisitos podem diferir, especialmente no que diz respeito a sinais, símbolos e medidas de controlo. Qualquer pessoa que utilize um laser dentário deve primeiro consultar as agências reguladoras nacionais, estatais ou locais).

Classificação dos lasers

Originalmente, a classificação dos lasers utilizados nos cuidados de saúde era feita através de uma classe ascendente I-Classe IV para denotar um risco acrescido associado à utilização, e esta classificação ainda está em vigor nos EUA (I, ILA, II, IIIA, IIIB e IV). luz das recomendações da CEI, esta classificação foi revista para refletir a exposição durante a utilização com instrumentos de ampliação, como os microscópios cirúrgicos.

Laser classification pre- and post- IEC (EN) 60825-1. Alignment of columns indicates relationship between the old classes and new

Pre-2002	**I**		**II**		**IIIA**	**IIIB**	**IV**
Post-2002	**I**	**IM**	**II**	**IIM**	**IIIR**	**IIIB**	**IV**

A classificação reconhece os riscos associados à utilização de lasers e os perigos relacionados com a exposição do olho e de outros tecidos ao feixe laser7-9 . É adotado o "pior cenário", que inclui uma distância mínima do laser, uma exposição prolongada à luz laser e o pressuposto de que são usados óculos de proteção. Os lasers têm de ser devidamente rotulados para indicar a sua classe e para avisar os utilizadores do seu potencial perigo. Devem também incorporar determinadas caraterísticas de segurança, dependendo da sua classe, que são especificadas na norma de segurança.

Em 2002, foi efectuada uma revisão em conformidade com a norma europeia EN 60825-1, no que diz respeito aos níveis máximos de exposição admissíveis (EMA), que levou à adoção da nova classificação. Os valores individuais de EMA variam de acordo com a sensibilidade variável dos possíveis tecidos-alvo, por exemplo, o olho e a pele, e são expressos em Joules ou Watts por área (J cm-2, W cm-2).

quanto maior for o comprimento de onda, maior será o valor EMA; quanto maior for o tempo de exposição, menor será o valor EMA.

Classes de laser

Classe I: exemplos encontrados em leitores de CD e detectores de cáries a laser. A observação a olho nu não apresenta qualquer risco implícito, mas deve ser-se cauteloso observada se usar óculos ou dispositivos ópticos (Classe IM - "ampliação"). A potência máxima de saída destes lasers é de 40 pW (luz azul) e 400 pW para emissões de luz vermelha.

Classe II: os exemplos são os ponteiros laser. Existem riscos específicos para a visualização das emissões de luz, tanto a olho nu como com recurso a ampliação. 11,12 A potência máxima é de 1 mW.

Classe III: a "antiga" classe IIIA é substituída pelas classes IM e IIM. A classe IIIB representa uma potência máxima de saída de 0,5 W. Os exemplos incluem lasers médicos "suaves" (LLLT), equipamento para espectáculos de luz laser e dispositivos de medição laser.

Os controlos ambientais, os óculos de proteção, a nomeação de pessoal de segurança designado (responsável pela segurança dos lasers, conselheiro de proteção dos lasers) e a formação em segurança dos lasers são exigidos ao pessoal que utiliza estes lasers. Uma nova classificação é a classe IIIR, que também pode incluir alguns dispositivos médicos de baixo nível e lasers de pontaria, mas geralmente lasers com potências inferiores à IIIA. Para emissões na gama visual de comprimentos de onda (400-700 nm), a potência máxima de saída é de 5 mW e para comprimentos de onda invisíveis, 2 mW. São necessárias as mesmas medidas de segurança que para os lasers da classe III B.

Classe IV: Esta classe inclui todos os lasers de alta potência, cirúrgicos e outros lasers de corte. Não existe um limite máximo de potência de saída. Estão incluídos todos os lasers cirúrgicos utilizados em medicina dentária e cirurgia oral e maxilofacial. As medidas de proteção aplicáveis aos lasers da classe III são ainda reforçadas com o risco adicional de incêndio, devido ao facto de serem atingidas temperaturas de ponto de inflamação em produtos químicos utilizados em conjunto com procedimentos cirúrgicos. Este grupo de lasers representa o maior risco de danos, tanto para pessoas desprotegidas como para o tecido alvo, quer através de feixes diretos quer reflectidos e dispersos.

A nova classificação por grupos pode ser utilizada para definir os riscos mais vastos associados à utilização inadvertida. Os aspectos mais importantes da segurança dos lasers para o pessoal desprotegido podem ser agrupados em exposição ocular instantânea, exposição ocular prolongada (ampliada), exposição direta ou especular ao feixe reflctido e exposição cutânea (não ocular). Os riscos relativos colocados pela classificação revista são resumidos.

	Short time exposure (t)		Long time exposure (T)		Specular reflection of beam	Skin exposure to beam
	Magnified exposure	Unprotected eye	Magnified exposure	Unprotected eye		
I	✓	✓	✓	✓	✓	✓
IM	⚠	✓	⚠	✓	✓	✓
II	✓	✓	⚠	⚠	✓	✓
IIM	⚠	✓	⚠	⚠	✓	✓
IIIR	!	!	⚠	⚠	✓	✓
IIIB	⚠	⚠	⚠	⚠	!	!
IV	⚠	⚠	⚠	⚠	⚠	⚠

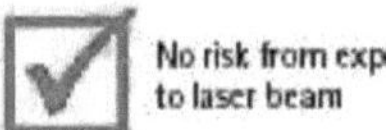

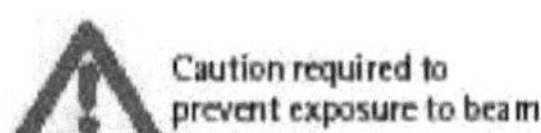

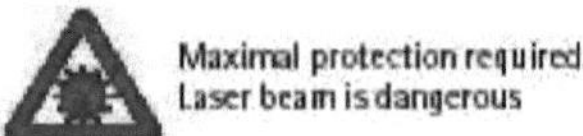

Análise de risco relativa ao tecido e à classe de laser

RISCOS ASSOCIADOS À UTILIZAÇÃO DO LASER

Riscos dos raios laser:

Estes riscos são os decorrentes da exposição de tecidos não visados aos feixes laser. Devido à intensidade do feixe de saída e à capacidade dos lasers de produzirem concentrações muito elevadas de potência ótica a distâncias consideráveis, estes lasers podem causar lesões graves nos olhos e podem também danificar a pele.

Riscos ópticos:

Em geral, e com referência específica aos lasers utilizados em medicina dentária, existem dois grupos de comprimentos de onda que podem afetar negativamente o olho. Os comprimentos de onda de 4001.400 nm (visível e infravermelho próximo) podem atravessar as estruturas transparentes na parte da frente do olho e afetar a retina. Os comprimentos de onda mais longos (2.780-10.600 nm, infravermelhos médios e longínquos) interagem com a córnea.

Em termos de possibilidades de reparação, as lesões da retina são mais graves. Devido à capacidade de focagem do cristalino, um feixe laser de 1 mW (0,001W), ao passar pela parte posterior do olho, resulta numa irradiância retiniana superior a 300 W cm-2, muito acima do limiar de ablação. Os comprimentos de onda visíveis podem destruir seletivamente os cones vermelhos ou verdes, resultando em algum daltonismo, embora a maioria das lesões retinianas por laser afecte áreas completas de tecido devido à predominância de comprimentos de onda invisíveis nos lasers dentários. A lesão da retina pode inicialmente passar despercebida, devido à ausência de receptores de dor.

Os comprimentos de onda mais longos interagem com as estruturas na parte da frente do olho, causando ablação, cicatrizes e distorção da visão.

Riscos para a pele:

Embora os lasers UV (<400 nm) não sejam utilizados comercialmente em medicina dentária, existe um risco combinado de danos ablativos na estrutura da pele e possíveis efeitos ionizantes que podem ser pré-cancerígenos. Todos os outros comprimentos de onda do laser podem causar "queimaduras na pele" devido à interação ablativa com os cromóforos alvo.

Riscos não relacionados com o feixe

Estes riscos estão associados a possíveis danos físicos resultantes de componentes móveis de um laser, choques eléctricos e alimentação eléctrica (ar pressurizado, água). Devem ser identificados e evitados os riscos de incêndio, através da ignição de tubos, de alguns gases anestésicos ou de produtos químicos (por exemplo, desinfectantes alcoólicos). Além disso, os produtos da ablação de tecidos (plumas) representam um perigo considerável que pode afetar o médico, o pessoal auxiliar e o doente. Devem ser utilizadas máscaras faciais de malha fina adequadas, específicas para a utilização de laser cirúrgico, luvas e aspiração por sucção a alta velocidade para controlar a propagação de todos os produtos de ablação de tecidos por laser.

Pluma de laser

Os produtos da ablação de tecidos por laser são coletivamente designados por "pluma de laser". Sempre que um tecido não calcificado é ablacionado, como na remoção de cáries e em todas as cirurgias de tecidos moles, é emitida uma mistura química complexa. Esta pode incluir vapor de água, gases de hidrocarbonetos, monóxido e dióxido de carbono e material orgânico particulado (incluindo bactérias e corpos virais). O efeito da inalação da pluma pode ser grave e causar náuseas, dificuldades respiratórias e inoculação distante de bactérias. A pluma resultante da ablação de tecidos duros dentários com comprimento de onda de infravermelhos médios é comparativamente menos perigosa e pode ser considerada semelhante aos resíduos produzidos por uma turbina de ar.

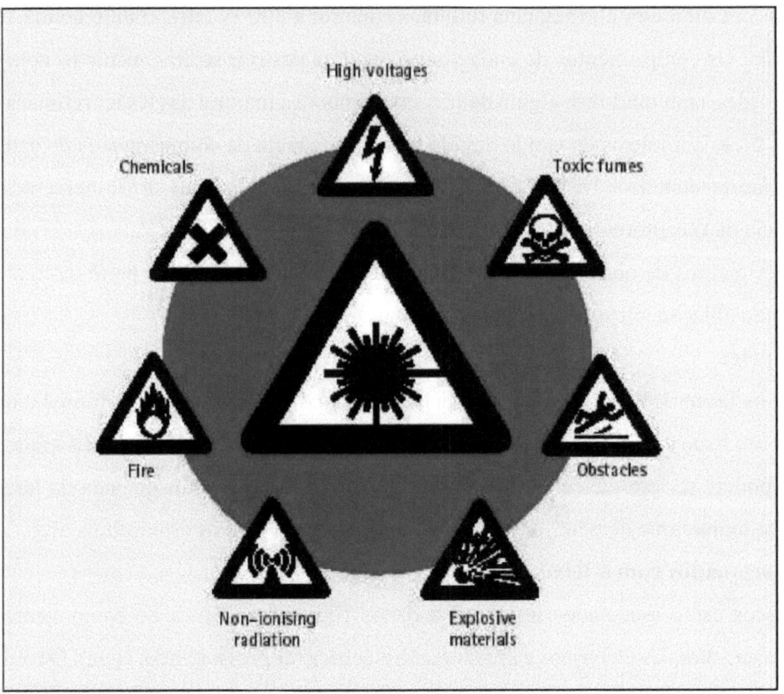

Os riscos potenciais colocados pelos lasers cirúrgicos no local de trabalho clínico.

Fonte: Agência de Proteção da Saúde do Reino Unido

MEDIDAS DE SEGURANÇA DO LASER

No âmbito dos regulamentos em vigor, existe a necessidade de explorar todos os riscos específicos e estocásticos e de adotar medidas para minimizar a sua ocorrência. As medidas de segurança aplicáveis à utilização do laser na prática dentária podem ser enumeradas da seguinte forma:

- Ambiente
- Conselheiro de proteção contra laser/responsável pela segurança do laser
- Perigos de incêndio e explosão
- Ligações e tráfego
- Acesso
- Caraterísticas de segurança do laser

- Proteção dos olhos
- Esterilização e controlo de infecções
- Queima de teste
- Regras locais
- Formação.

Ambiente:

O conceito de colimação do feixe laser só é válido para a transmissão no vácuo ou à sua saída imediata da cavidade do laser. No ar, e certamente através de um sistema de entrega com ou sem dispositivos de focagem, ocorrerá alguma divergência. Aceitando a potência de saída, a quantidade de divergência e o diâmetro e configuração do feixe, pode avaliar-se uma distância nominal de perigo ocular (NOHD). Trata-se de uma distância da emissão laser, para além da qual o risco para os tecidos (olhos) é inferior ao EMA. Trata-se de um cálculo complexo que pode ser efectuado por um físico médico, mas para um laser dentário da classe IV, esta distância é de aproximadamente três metros.

Consequentemente, tal como acontece com as radiações ionizantes, pode ser adotado o conceito de uma área controlada, na qual só pode entrar o pessoal diretamente envolvido na aplicação do laser e com proteção específica. A área controlada deve ser delimitada com sinais de aviso que especifiquem o risco, as janelas, as portas e todas as superfícies devem ser não reflectoras e as passagens de acesso devem ser supervisionadas ou acionadas por interbloqueios remotos durante a emissão do laser. Deve ser designado um local seguro e fechado para a chave do laser, se aplicável, bem como um local designado para todos os acessórios do laser. Além disso, deve ser colocado um extintor de incêndio adequado, de fácil acesso.

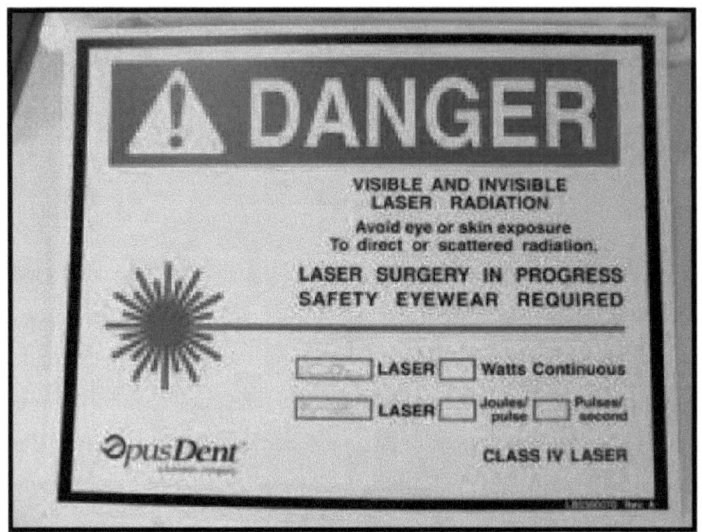

Sinal de aviso de laser, comprimento de onda designado

Agentes de segurança

Os consultórios dentários que oferecem tratamentos laser das classes IIIB e IV devem nomear um conselheiro para a proteção dos lasers (LPA) e um responsável pela segurança dos lasers (LSO). O LPA é normalmente um físico médico que aconselhará sobre os dispositivos de proteção necessários, o MPE e o NOHD para qualquer comprimento de onda laser utilizado. O LSO é nomeado para garantir que todos os aspectos de segurança da utilização do laser são identificados e aplicados. Idealmente, poderá ser um assistente de cirurgia dentária com formação e qualificações adequadas. As funções do LSO incluem o seguinte

- Confirmar a classificação do laser
- Ler as instruções do fabricante relativas à instalação, utilização e manutenção do equipamento laser
- Certificar-se de que o equipamento laser está corretamente montado para utilização
- Formar os trabalhadores para uma utilização segura dos lasers
- Supervisionar a área controlada e limitar o acesso
- Supervisionar os protocolos de manutenção do equipamento laser
- Colocar sinais de aviso adequados
- Recomendar equipamento de proteção individual adequado, como óculos e vestuário de proteção

- Manter um registo de todos os procedimentos laser efectuados, relativamente a cada paciente, ao procedimento e aos parâmetros de funcionamento do laser
- Manter um sistema de notificação de efeitos adversos
- Assumir o controlo geral da utilização do laser e interromper o tratamento se for infringida qualquer medida de segurança.

Perigos de incêndio e explosão

Os riscos de incêndio associados aos lasers de classe IV assumem muitas formas. O procedimento correto para minimizar este tipo de problema deve incluir o seguinte: Utilizar apenas materiais húmidos ou retardadores de fogo no campo operatório.

- Utilizar apenas agentes anestésicos não combustíveis.
- Evitar anestésicos tópicos à base de álcool.
- Evitar gaze humedecida com álcool durante o disparo do laser.
- Proteger os tecidos adjacentes ao local da cirurgia.
- Conhecer a localização e o funcionamento do extintor de incêndio mais próximo.
- Armazenar materiais altamente combustíveis ou explosivos fora da zona de perigo nominal.
- **Respeitar a diretiva ANSI: "O óxido nitroso favorece a combustão e não deve ser utilizado... durante a cirurgia a laser".**

É de notar que, no momento da redação deste documento, a norma Z136.3-1996 é o documento mais atual que a ANSI publicou. Como sempre, o leitor deve manter-se informado através da obtenção de futuras edições da Norma e de todos os regulamentos relativos à utilização segura de lasers dentários.

Ligações e tráfego

Todos os lasers necessitam de um sistema de arrefecimento; alguns utilizam uma ventoinha interna e outros utilizam uma ventoinha e um radiador com líquido de arrefecimento autónomo. Alguns lasers de classe IV requerem o fornecimento de uma fonte externa de água ou ar. Se for esse o caso, é imperativo que as linhas estejam corretamente ligadas e que esses utilitários estejam ligados antes de ligar o laser. Os cabos de alimentação eléctrica e o cabo do pedal também devem ser inspeccionados de cada vez para verificar se estão em condições seguras.

O laser e os componentes de ligação associados devem ser mantidos fora da corrente principal do tráfego. Os sistemas de fornecimento de fibra ótica podem necessitar de uma atenção especial, uma vez que podem ter até 3 m de comprimento e, por conseguinte, podem cair facilmente da porta de emissão para o chão. O LSO deve ter o cuidado de não permitir que os rodízios do equipamento rolem sobre a fibra, provocando a sua quebra ou danificando outras linhas de alimentação.

Acesso

Em relação, por exemplo, a um bloco operatório de um hospital, a maior parte dos consultórios dentários existem em salas com barreiras físicas - paredes e uma ou eventualmente duas portas de acesso. Como tal, o acesso não autorizado pode ser facilmente controlado.

No entanto, a maioria dos lasers de classe IV tem uma tomada de interbloqueio remoto, através da qual os fechos das portas e as luzes de aviso podem ser activados durante a emissão do laser. As clínicas dentárias que funcionam num ambiente com várias cadeiras e em plano aberto terão de abordar este requisito com mais pormenor. Durante o tratamento com laser, apenas o médico, o assistente e o doente devem ser autorizados a entrar na área controlada.

Caraterísticas de segurança do laser

Todos os lasers têm caraterísticas de segurança incorporadas que têm de ser cruzadas para permitir a emissão de laser . Estes incluem:

- Botão "Stop" de emergência
- Obturadores de porta de emissão para impedir a emissão de laser até que o sistema de entrega correto esteja ligado
- Interruptor de pé coberto, para evitar uma operação acidental

- Painel de controlo para garantir parâmetros de emissão corretos
- Sinais sonoros ou visuais de emissão de laser
- Painéis da unidade bloqueados para impedir o acesso não autorizado à maquinaria interna
- Proteção por chave ou palavra-passe
- Interbloqueios remotos.

Proteção dos olhos

A sensibilização para o primeiro tipo de proteção ocular remonta a 1962: com o desenvolvimento do laser de rubi, percebeu-se que os lasers apresentavam riscos únicos e específicos para o olho humano. Os lasers produzem um feixe de luz intenso e altamente direcional que é absorvido até certo ponto se for direcionado, refletido ou focado num objeto.

O olho é um alvo crítico para as lesões provocadas por laser. O dentista, o assistente, o doente e outras pessoas que se encontrem dentro da zona de perigo nominal estão em risco devido à radiação direta e reflectida dos lasers de classe III e de classe IV. É essencial usar os óculos de proteção corretos quando se utilizam lasers dentários, porque os diferentes comprimentos de onda disponíveis podem e irão danificar rapidamente várias partes dos olhos desprotegidos.

Por exemplo, a córnea, constituída principalmente por água, absorve os comprimentos de onda de emissão dos lasers de dióxido de carbono, erbium:ítrio-alumínio-gamet (Er:YAG), erbium, crómio:ítrio-escândio-gálio-gamet e holmium:ítrio-alumínio-gamet. Nestes casos, o risco ocular reconhecido é o de lesão da córnea.

Os lasers de érbio e de hólmio também afectam o humor aquoso e vítreo desprotegido e o cristalino do olho, conduzindo a uma inflamação aquosa e contribuindo possivelmente para a formação de cataratas.

Os danos na retina ocorrem principalmente com lasers que têm uma maior profundidade de penetração e são altamente absorvidos pelo pigmento. Estes lasers têm comprimentos de onda mais curtos e incluem o árgon, o hélio-neon, o díodo e o Nd:YAG. O efeito de focagem adicional da córnea e do cristalino concentra o feixe laser, o que significa que podem ocorrer danos na retina mesmo com um laser de potência muito baixa. De facto, a retina é aproximadamente 100.000 vezes mais vulnerável a lesões do que a pele dentro da gama de perigo da retina (emissão de comprimento de onda de 400-1400 nm). Os danos na retina induzidos por laser resultam normalmente numa perda irreversível da função visual. Em geral, os óculos de proteção devem ter uma densidade ótica (DO) de pelo menos 4 para a emissão laser e o dispositivo específicos. No entanto, os fabricantes de óculos de proteção devem cumprir as normas das agências reguladoras ao calcularem a DO exacta que fornece a quantidade correta de atenuação para proteção do comprimento de onda específico em questão.

Os óculos de proteção contra laser devem proteger as estruturas oculares do comprimento de onda específico utilizado e a informação sobre a proteção das lentes deve ser impressa nas armações dos óculos. A cor real das lentes não é um indicador fiável da proteção contra o comprimento de onda ou dos requisitos de OD. O LSO deve verificar sempre se todas as pessoas que se encontram na zona de risco estão a utilizar os óculos corretos antes de o laser ser ativado. Esta prática é especialmente importante se existirem vários instrumentos laser no consultório ou na clínica.

Para ilustrar melhor, embora os lasers Nd:YAG a 1064 nm e os lasers de díodo a 830 nm tenham efeitos nocivos semelhantes na retina, existem óculos diferentes e específicos para cada um desses comprimentos de onda. Além disso, o nome genérico do dispositivo laser pode incluir diferentes comprimentos de onda de emissão. Por outras palavras, se estiver a utilizar um laser de díodo, os óculos devem fornecer a proteção adequada para esse modelo específico, quer na gama de 800 nm, quer na gama de 980 nm. Os óculos concebidos para terem uma proteção adequada para um comprimento de onda podem ter uma proteção completamente inadequada para outro comprimento de onda.

Existem diferentes tipos e estilos de proteção ocular a laser disponíveis no mercado. Atualmente, alguns óculos têm lentes quase transparentes, por oposição às lentes escuras que podem ser mais difíceis de ver através delas. No entanto, todos os óculos devem ter protecções laterais para proteger os olhos da energia laser reflectida.

Independentemente da proteção ocular, o profissional nunca deve olhar diretamente para o feixe de laser. A ativação do feixe de laser em alturas diferentes do disparo de ensaio ou em direção ao tecido-alvo pretendido não é segura e apresenta riscos reais de feixe direto ou refletido.

A distância nominal de perigo na saída máxima do feixe laser varia consoante o comprimento de onda, e essa distância é especificada no manual do operador do instrumento laser. O LSO deverá ter conhecimento destes regulamentos.

Esterilização e controlo de infecções:

A esterilização a vapor é o padrão de cuidados. As pequenas fibras ópticas flexíveis, as peças de mão ou as pontas devem ser esterilizadas a vapor em bolsas de esterilização separadas após cada utilização. Devem ser mantidas na bolsa de esterilização até estarem prontas para uso. É essencial que, ao utilizar lasers de fibra ótica, a extremidade da porta (ligação) permaneça limpa e sem óleo. Por isso, nunca coloque a fibra num ciclo de esterilização ao lado de uma turbina de alta velocidade com lubrificante. Se um instrumento foi usado para clivar ou recalcar uma fibra durante ou após um procedimento, ele também deve ser esterilizado a vapor.

O invólucro de proteção em torno do laser, incluindo o painel de controlo e o braço articulado (se aplicável), deve receber o método de descontaminação por desinfeção por pulverização/desinfeção por aspersão, tal como o carrinho de dentista e as bancadas. Alguns componentes do sistema de entrega, como o cabo de fibra ótica de érbio de grande diâmetro, não foram concebidos para esterilização a vapor e têm de ser desinfectados desta forma.

Queima de teste

Antes de qualquer procedimento com laser e antes de admitir o doente, o médico ou o LSO devem testar o laser. Isto destina-se a verificar se o laser foi montado corretamente, se está a funcionar corretamente e se a emissão do laser está a ocorrer através do sistema de entrega. São usados óculos de proteção e são cumpridas todas as outras medidas de segurança. O laser é direcionado para um material absorvente adequado, por exemplo, água para comprimentos de onda longos e papel de cor escura para comprimentos de onda curtos, e é operado com a potência mais baixa para o laser que está a ser utilizado. Em seguida, o laser é inactivado e o doente é admitido.

Regras locais

Tal como acontece com as radiações ionizantes, deve ser elaborado um conjunto de regras locais para os consultórios que efectuam tratamentos com laser. A LPA pode ajudar a elaborar este documento, mas deve incluir o seguinte:

- Nome e endereço do consultório
- Cada laser utilizado, identificado pelo fabricante, comprimento de onda, modo de emissão, potência de saída, sistema de distribuição e número de série
- Pessoal autorizado a utilizar o laser
- Designação da autoridade e responsabilidade pela avaliação e controlo dos riscos dos lasers a um responsável pela segurança dos lasers
- Uma política escrita de segurança do laser, que inclua todos os aspectos de segurança da utilização do laser.
- Estabelecimento de um programa de garantia da qualidade, incluindo a inspeção e manutenção regulares do equipamento laser
- Formação e educação do pessoal envolvido na utilização de lasers
- Gestão de incidentes e acidentes, incluindo a comunicação, investigação, análise e medidas corretivas.

As regras locais devem ser lidas e assinadas por todo o pessoal da clínica envolvido na realização de tratamentos com laser e devem ser actualizadas regularmente.

Formação

Todos os membros do pessoal devem receber formação objetiva e reconhecida sobre os aspectos de segurança da utilização do laser na medicina dentária, tal como noutras especialidades. Não existe qualquer obrigação legal para tal, embora a Healthcare Commission considere que esta formação faz parte das normas mínimas nacionais, em relação às quais a prática registada é inspeccionada. Os organismos nacionais, como o Laboratório Nacional de Física e o NRPB, oferecem cursos sobre segurança dos lasers, embora as organizações de laser dentário, como a ESOLA e a ALD, ofereçam cursos de classificação de LSO com base em exames.

CAPÍTULO 11

CONCLUSÃO

Nos últimos anos, assistiu-se ao aparecimento de lasers no campo da medicina dentária. As vantagens dos lasers, tais como um curso operatório e pós-operatório sem sangue, sem necessidade de sutura, dor pós-operatória mínima ou inexistente e elevada aceitação por parte dos pacientes, fazem dos lasers uma alternativa muito vantajosa às modalidades de tratamento convencionais, como o bisturi ou a eletrocirurgia.

À medida que cada vez mais clínicos e investigadores dissolvem as vantagens que os lasers têm para oferecer, a presença de lasers no consultório dentário tornar-se-á cada vez mais comum.

Alguns clínicos ainda têm receio de entrar nesta área interessante devido ao tamanho e ao custo do equipamento. O laser continuará a ser cada vez mais pequeno e menos dispendioso, mas isto é verdade para todas as tecnologias, tendo em conta a história dos computadores e das calculadoras de bolso.

Os lasers originais não só eram grandes como tinham preços de seis dígitos. Os lasers dentários actuais são mais pequenos, leves, altamente portáteis e com preços mais razoáveis. Esperar por lasers mais baratos, mais recentes e mais pequenos, pode significar que a tecnologia lhe passará ao lado.

A maioria dos utilizadores de laser refere um aumento das referências e dos rendimentos da clínica. Quando utilizados de forma ética e eficaz, estes aumentos resultam de uma maior aceitação de determinados tratamentos por parte dos doentes. Os doentes sentem um desconforto mínimo após o procedimento, o que leva a um aumento das referências.

O futuro dos lasers dentários é brilhante. Algumas das mais recentes investigações, ainda em curso, dizem respeito à utilização de lasers dentários para regeneração guiada de tecidos, fixação de tecido conjuntivo e soldadura de tecidos. Não é inconcebível que os lasers dentários do futuro sejam utilizados para fazer incisões, refletir retalhos, realizar cirurgia óssea e depois soldar os retalhos em posição. Isto pode resultar de múltiplos comprimentos de onda (alguns deles ainda não conhecidos) incorporados numa unidade. Um fabricante já incorporou um laser NdzYAG e um laser Ho:YAG numa única unidade.

BIBLIOGRAFIA

1 . Reich E. 2002,109,7, 246-9. Remoção de tecido cariado com laser.

2 . Adam Stabholz. DCNA 48 (2004) 809 - 832. Lasers em Endodontia.

3 . Adam Stabholz. J O E 19, 5 ,1993. Efeitos do Excimer laser XeCl em *Streptococcus mutans*.

4 . Adam Stabholz. J O E 19, 6 ,1993. Selamento de túbulos dentinários humanos por Excimer laser Xecl 308 nm.

5 . AF. Phagdiwala. J O E 19, 2 ,1993. Ressecção radicular de dentes tratados endodonticamente por irradiação com laser Erbium: YAG por irradiação laser.

6 . A lussi. J Dent Res 83:C80 - 83,2004. DIAGNOdent: Um método ótico para a deteção de cáries.

7 . Restaurações com cor dos dentes da Alber.

8 . Alessandra reis. JOD 2006, 34, 89-96. Desempenho de métodos de deteção de cárie oclusal em dentes permanentes em condições clínicas e laboratoriais.

9 . Anttonen V. Community dentistry & Oral Epidemiology 2004, 32,4, 312-8. Um estudo de acompanhamento da utilização do DIAGNOdent para monitorizar as cáries de fissura em crianças.

10 . Armengol V. Lasers em ciências médicas 2002,17,2, 93-100. Microinfiltração de restaurações de compósito de classe V após irradiação com laser Er:YAG e laser Nd:YAP em comparação com condicionamento ácido - estudo in vitro.

11 l.Bamzahim Mohammad. Pediatric dentistry 2005, 27, 3, 238- 43. Influência da experiência clínica dos examinadores na deteção de lesões de cárie oclusal em dentes decíduos.

12 Banu onal. JOE 19, 6 ,1993. Relatório preliminar sobre a aplicação de radiação laser de CO2 pulsada em canais radiculares com fibras de AgCl: Um estudo de microscopia eletrónica de varrimento e transmissão.

13 Bader C et al. Am J Dent. 2006, 19, 6, 337-42. Qualidade marginal em esmalte e dentina após preparação e acabamento com um laser Er:YAG

14 Borgonga E. Minerva medica 1983, 74, 27, 1693-6.1ª observação sobre a terapia laser suave em odontostomatologia.

15 Borsatto MC et al. J Dent. Criança 2006 73,2,122-6. Comparação da microinfiltração marginal de restaurações de compósito fluido em molares decíduos preparados com broca de carboneto de alta velocidade, laser Er:YAG e abrasão a ar.

16 Brett I. Cohen. J O E 22,11 ,1996. Efeito do ajuste da potência na alteração da temperatura na superfície da raiz quando se utiliza um laser Holomium YAG no alargamento do canal radicular.

17 Bums T. Journal of medical microbiology 1993, 38, 6, 401-5. Esterilização de bactérias cariogénicas para matar por luz de um laser de hélio-néon.

18 Chinelatti Michelle. Odontologia Operatória 2004, 29, 4,430-6. Influência do uso do laser Er: YAG no preparo cavitário e tratamento de superfície na microinfiltração de restaurações de ionômero de vidro modificado por resina.

19 .Cohen. Pathway's of pulp 9th ed.

20 Corona S A. Operative dentistry 2001, 26, 5, 491-7. Microinfiltração de restauração de resina composta classe V após broca, abrasão a ar do preparo com laser Er: YAG.

21 D Jha. JADA 137 JAN2006. Incapacidade do laser e da instrumentação rotativa para eliminar a infeção do canal radicular.

22 Douglas N. Dederich. JADA 124 fev 1993. Interação de tecidos com laser.

23 Douglas N. Dederich. JADA 135 fev 2004. Lasers em medicina dentária.

24 .E 1 Pashley. JOE 18, 6, 1992. Efeitos da energia do laser de Co2 na permeabilidade da dentina.

25 Eder A. 1994, 106, 19, 623-5. Lasers em medicina dentária com especial referência à temperatura interna na cavidade pulpar utilizando o excimer laser com 248nm de diferentes frequências.

26 Emin Esen. JOE 30, 9, 2004. Microinfiltração apical de cavidades radiculares preparadas com laser de CO2.

27 Ergueu Z. Gen Dent. 2007, 55, 1, 27-32. Estudo da microinfiltração de diferentes sistemas adesivos em cavidades de classe V preparadas com laser Er:Cr: YSGG laser & preparação de brocas.

28 F J H W Depraet. IEJ 38, 302- 309, 2005. A capacidade de selamento de um selante de canal radicular de resina epóxi após irradiação do canal radicular com laser Nd:YAG.

29 Featherstone J D B. The use of lasers for the prevention of dental caries.

30 Feuerstein O. Lasers in surgery & medicine 1992, 12, 5, 471-7. Efeito do excimer laser ArF no esmalte humano.

31 Frentzen M. Quintessence international 1992, 23, 2, 117-33. Excimer lasers em medicina dentária: possibilidades futuras com tecnologia avançada.

32 Friedman S. Actas da Sociedade Dentária Finlandesa 1992, 88, 1, 167-71. Efeitos da irradiação com laser de CO2 no fluxo sanguíneo pulpar.

33 G p Singh. JIDA 60, 7, 1989. Laser terapêutico no domínio da medicina dentária.

34 Gelskey S C. Journal of Canadian dental assosciation 1993, 59,4, 377-8. A eficácia do laser Nd: YAG no tratamento da hipersensibilidade dentinária.

35 Gertich K. Deutsche Stomatologie 1991, 41, 12, 446-50. Aplicação do mini Tea CO2 laser em medicina dentária. Efeito do raio laser infravermelho de baixa energia pulsado na dentina.

36 Gutknecht et al. Journal of clinical laser medicine surgery 1997, 15, 2, 75-8. A eficácia da desinfeção dos canais radiculares utilizando um laser holomiu: ítrio - granada de alumínio in vitro.

37 .Guy levy. JOE 18, 3, 1992. Limpeza e modelação do canal radicular com um feixe de laser Nd: YAG: Um estudo comparativo.

38 .Guy levy. JOE 22, 2, 1996. Ondas de pressão nos canais radiculares induzidas pelo laser Nd:YAG.

39 Hadley J. JADA 2000, 131,6, 777-85. Um sistema hidrocinético a laser para remoção de cáries e preparação de cavidades.

40 Harvey Wigdor. JADA 124 fev 1993. O efeito dos lasers nos tecidos duros dentários.

41 Hashiguchi K. 2000, 76, 6, 321-33. Efeitos da irradiação do excimer laser KrF no esmalte dentário humano.

42 Hibst R. Lasers em cirurgia e medicina 1989, 9, 4, 338-44. Estudos experimentais da aplicação do laser Er:YAG em substâncias duras dentárias.

43 Hicks J. Journal of clinical pediatric dentistry 2003, 27, 4, 353-8. Interface do esmalte restaurador com laser de árgon e polimerização por luz visível de restaurações de compómero e resina composta: luz polarizada e estudo de microscopia eletrónica de varrimento.

44 . James. D Bader. JADA 135 fev 2004. Uma revisão sistémica do desempenho de

um dispositivo de fluorescência laser para a deteção de cáries

45 . Jennet E. Journal of dental research 1994, 73,12, 1841-7. Ablação do esmalte com corante por lasers pulsados.

46 Kato Junji. Journal of clinical laser medicine & surgery 2003,21, 6, 369-7. Prevenção de cáries dentárias em dentes permanentes parcialmente erupcionados com um laser de CO2.

47 Kelsey W P. Lasers in surgery & medicine 1991, 11,6, 495-8. Aplicação do laser de árgon em medicina dentária.

48 Kenneth L. Zakariasen. JADA 124 fev 1993. Lançando uma nova luz sobre os lasers.

49 Khan M F. Journal of clinical laser medicine & surgery 1998, 16, 6, 305-8. Estudo da microinfiltração em cavidades de classe I preparadas com laser Er:YAG utilizando 3 tipos de materiais restauradores.

50 Kimura Y. Journal of endodontics 2001,27, 9, 567-70. Vazamento apical de canais obturados preparados com laser Er:YAG.

51 Leo J. Miserendino. Quintessence Publishing. Lasers em Medicina Dentária.

52 L J Walsh. ADJ 2003, 48(3) 146-155. O estado atual das aplicações do laser em medicina dentária.

53 Liesenhoff T. ZWR 1989, 98,4, 328-31. Utilidade dos lasers Excimer em medicina dentária.

54 Lizarelli R F. Journal of clinical laser medicine & surgery 2000, 18, 3, 151-7. Estudo comparativo da ablação por laser de nanossegundos e picossegundos no esmalte: aspectos morfológicos.

55 Lussi A et al. Eoropean journal of oral sciences 2006,114, 6, 478-82. Influência da condição da superfície do dente adjacente nas medições de fluorescência para a deteção de cáries aproximadas.

56 Manoel D, Sousa-Neto. JOÃO 28, 3, 2002. Efeito do laser de Er:YAG na adesão de cimentos para canal radicular.

57 Martins GR et al. Journal of prosthetic dentistry 2006, 96, 5, 328-31. Aumento da temperatura intrapulpar durante a polimerização da resina composta.

58 Matos A B. Journal of clinical laser medicine & surgery 2000,17, 4, 165-9. Influência do laser de Nd:YAG na resistência de união à dentina sólida.

59 Matthias Folwanczny. JOE 28,1,2002. Efeitos antibacterianos da radiação laser Nd:YAG pulsada em diferentes configurações de energia em canais radiculares.

60 Matsumoto K et al. Photomed. Laser surgery 2007, 25,1, 8-13. Efeitos de um novo laser Er:YAG na remoção de cáries e preparação de cavidades: uma observação clínica.

61 .Mello AM. Photomed. laser surgery 2006, 24, 4,467-73. Efeitos do laser Er:YAG no selamento de restaurações de cimento de ionómero de vidro em cáries radiculares artificiais bacterianas.

62 Midda M. British dental journal 1991, 170, 9, 343-6. Lasers em medicina dentária.

63 Mohamed I. Fayad. JOE 22, 10, 1996. Efeitos transitórios da irradiação laser de CO2 de baixa energia na impedância dentinária: implicações para o tratamento de dentes hipersensíveis.

64 Moritz A. Journal of esthetic dentistry 1998, 10, 2, 84-93. Procedimentos para o condicionamento do esmalte e da dentina: uma comparação entre métodos convencionais e inovadores.

65 Moritz A. Journal of clinical laser medicine & surgery 1998, 16, 4, 211-5. Efeitos a longo prazo da irradiação com laser de CO2 no tratamento de pescoços dentários hipersensíveis: resultados de um estudo invivo.

66 Moritz A et al. Journal of American Dental Assosciation 1997,128, 11, 1525-30. Irradiação de canais radiculares com laser Nd: YAG em combinação com exames microbiológicos.

67 Moritz A et al. Journal of clinical laser medicine surgery 1997, 15, 4, 185-8. O laser de CO2 como auxiliar na apicoectomia: um estudo in vitro.

68 Moritz A et al. Quintessence International 1997,28, 3,205-9. A eficácia da desinfeção dos canais radiculares utilizando um laser de holomium: ítrio e granada de alumínio in vitro.

69 Mousques T. 1990, 19, 1, 11-8. Princípios gerais e aplicações dos lasers.

70 Neev L. Lasers in surgery & medicine 1991, 11,6, 499- 510. Seletividade, eficiência e caraterísticas da superfície de tecidos dentários duros ablacionados com lasers excimer pulsados de ArF.

71 Neev L. Lasers em cirurgia e medicina 1993, 13, 3, 353- 62. Microscopia eletrónica de varrimento e caraterísticas térmicas da dentina ablacionada por um excimer laser

de XeCl de pulso curto.

72 Okamoto H. Lasers in surgery & medicine 1992, 12, 4, 450-8. Efeito bactericida mediado por corante da irradiação laser de He-Ne em microrganismos orais.

73 Parkins F M. Journal of California dental assosciation 1991, 19, 11,43-4. Um relatório preliminar: Tratamento com laser YAG em dentisteria pediátrica.

74 Pick R M. DCNA 1993, 37, 2, 281-96. Lasers em medicina dentária: procedimentos em tecidos moles.

75 Pini R. Lasers em cirurgia e medicina 1989, 9, 4, 358-61. Medicina dentária com laser: técnica de diagnóstico dos canais radiculares baseada na espetroscopia de fluorescência induzida por ultravioleta.

76 Pini R. Lasers em cirurgia e medicina 1989, 9, 4, 352- 7. Laser dentário: uma nova aplicação do excimer laser na terapia de canais radiculares.

77 Pogrel M A. Lasers em cirurgia e medicina 1993, 13, 1, 89-96. Alterações estruturais no esmalte dentário induzidas pelo laser de CO2 de onda contínua de alta energia.

78 Powell G L. DCNA 2000,44,4, 923-30. Cura a laser de materiais dentários.

79 Puppala R. Journal of clinical pediatric dentistry 1996, 20, 3, 213-8. Restaurações de resina composta curadas com laser e luz: comparação in vitro das penetrações de isótopos e corantes.

80 Raffaele Piccolomini. JOE 28, 4,2002. Avaliação bacteriológica do efeito da irradiação com laser Nd:YAG em canais radiculares experimentais infectados.

81 Raghu Srinivasan. KSDJ VIII, 2 1991. Lasers em dentisteria conservadora e endodontia.

82 Reich E. 2002,109,7, 246-9. Remoção de tecido cariado com laser.

83 Reyto R. DCNA 1998, 42, 4, 755-62. Laser no clareamento dental.

84 Ricbourg B. 1998, 89,3, 176-80. O laser YAG em dentisteria conservadora para crianças.

85 Rizoiu I. Oral surgery, oral medicine, oral pathology, oral radiology & endodontics 1998, 86,2, 220-3. Respostas térmicas pulpares a um sistema hidrocinético de laser pulsado de érbio, crómio:YSGG.

86 Robert M. Pick. JADA 124 fev 1993. Utilização de lasers na prática clínica dentária.

87 Rooney J. British dental journal 1994, 176, 2, 61-4. Uma investigação laboratorial do efeito bactericida de um laser Nd: YAG

88 Sanjay Tewari. JIDA 62,12, 1991. Lasers em endodontia

89 S Anil. JIDA 63, 3, 1992. Aplicação do laser em medicina dentária.

90 .S. Parker. BDJ 202,1, 13, 2007. Introdução, história dos lasers e produção de luz laser.

91 .S. Parker. BDJ 202, 2, 27, 2007. Interação de tecidos com laser.

92 .S. Parker. BDJ 202, 3, 10, 2007. Utilização de laser de baixa intensidade em medicina dentária.

93 .S. Parker. BDJ 202,4, 24, 2007. Lasers e tecidos moles: cirurgia de tecidos moles soltos.

94 .S. Parker. BDJ 202, 7, 14, 2007. Utilização do laser cirúrgico em implantologia e endodontia.

95 .S. Parker. BDJ 202, 8, 28, 2007. Lasers cirúrgicos e tecidos dentários duros

96 Schoop U et al. Lasers Surg Med. 2006, 38, 6, 624-30. Comprimentos de onda inovadores no tratamento endodôntico.

97 Shigetani Yoshimi. Jornal de materiais dentários 2002, 21, 3, 238-49. Um estudo da preparação de cavidades com laser Er:YAG. Efeitos da fuga marginal da restauração de resina composta.

98 Sluzhaev IF. Stomatologia 1989, 68, 6, 58- 60. O efeito da luz laser de hélio-néon no grau de cárie dentária em crianças num registo ambulatório.

99 Song Keun-Bae. Photomedicine & laser surgery 2005, 23, 5, 498-503. Deteção de lesões cariosas incipientes formadas em dentes humanos in vitro usando laser ultravioleta.

100. Stiesch - Scholz M. Journal of adhesive dentistry 2000, 2, 3, 213-22. Estudo in vitro da integridade marginal do esmalte e da dentina de restaurações de compósito e compómero colocadas em dentes decíduos após preparação da cavidade com laser de diamante ou Er: YAG.

101 . Sturdevant's. Arte e Ciência da Dentisteria Operatória 4th ed.

102. Susan Arakawa. JOE 22,12, 1996. Tratamento de fracturas radiculares com lasers de CO2 e Nd:YAG: um estudo in vitro.

103. Sun G. DCNA 2000, 44,4, 831-50. O papel dos lasers na medicina dentária estética.

104. Tarle Z. Jornal de reabilitação oral 1998, 25, 6, 436-42. O efeito do método de

fotopolimerização na qualidade das amostras de resina composta.

105. Tonami Ken-Ichi. Photomedicine & Laser Surgery 2005, 23, 3, 278-83. Efeitos da irradiação laser na resistência à tração da dentina bovina.

106. Van Meerbeek. Dentisteria Operatória 2003, 28, 5, 847-60. Resistência à microtração de um adesivo etch & rinse & self etch ao esmalte e à dentina em função do tratamento da superfície.

107. V Kim Kutsch. JADA 124 fev 1993. Lasers em medicina dentária: comparação de comprimentos de onda.

108. Walsh L J . Journal of clinical laser medicine & surgery 1994, 12, 1, 11- 5. Avaliação clínica das aplicações do laser de CO2 em tecidos duros dentários.

109. Wan Hong Lan. JOE 30,13,2004. Estudo morfológico da utilização do laser Nd:YAG no tratamento da hipersensibilidade dentinária.

110. Whitters C J. Lasers em cirurgia e medicina 2000,26, 3, 262-9. Investigação preliminar de um novo laser de CO2 para aplicação em medicina dentária.

111. Yuichi Kimura. JOE 28, 2, 2002. Aumento da temperatura da superfície radicular durante a irradiação de canais radiculares com laser Er:YAG.

112 . Y Kimura. IEJ 33, 173-185, 200. Lasers em endodontia: uma revisão.

113. Zakariasen K L. Alpha omegan 1990, 83, 4, 65-7. Papel emergente dos lasers na endodontia e noutras áreas da medicina dentária.

114. Zezell D M. Journal of clinical laser medicine & surgery 1995, 13,4, 283-9. Estudos experimentais da aplicação do holomium laser em medicina dentária.

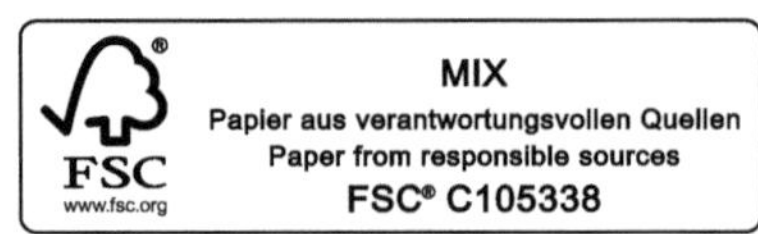

Printed by Books on Demand GmbH, Norderstedt / Germany